Alexandre Barna

Régulation et efficience de la profession médicale

Alexandre Barna

Régulation et efficience de la profession médicale

Etude comparative dans quatre pays de l'OCDE

Presses Académiques Francophones

Mentions légales / Imprint (applicable pour l'Allemagne seulement / only for Germany)
Information bibliographique publiée par la Deutsche Nationalbibliothek: La Deutsche Nationalbibliothek inscrit cette publication à la Deutsche Nationalbibliografie; des données bibliographiques détaillées sont disponibles sur internet à l'adresse http://dnb.d-nb.de.

Toutes marques et noms de produits mentionnés dans ce livre demeurent sous la protection des marques, des marques déposées et des brevets, et sont des marques ou des marques déposées de leurs détenteurs respectifs. L'utilisation des marques, noms de produits, noms communs, noms commerciaux, descriptions de produits, etc, même sans qu'ils soient mentionnés de façon particulière dans ce livre ne signifie en aucune façon que ces noms peuvent être utilisés sans restriction à l'égard de la législation pour la protection des marques et des marques déposées et pourraient donc être utilisés par quiconque.

Photo de la couverture: www.ingimage.com

Editeur: Presses Académiques Francophones est une marque déposée de
Südwestdeutscher Verlag für Hochschulschriften GmbH & Co. KG
Heinrich-Böcking-Str. 6-8, 66121 Sarrebruck, Allemagne
Téléphone +49 681 37 20 271-1, Fax +49 681 37 20 271-0
Email: info@presses-academiques.com

Produit en Allemagne:
Schaltungsdienst Lange o.H.G., Berlin
Books on Demand GmbH, Norderstedt
Reha GmbH, Saarbrücken
Amazon Distribution GmbH, Leipzig
ISBN: 978-3-8381-8941-3

Imprint (only for USA, GB)
Bibliographic information published by the Deutsche Nationalbibliothek: The Deutsche Nationalbibliothek lists this publication in the Deutsche Nationalbibliografie; detailed bibliographic data are available in the Internet at http://dnb.d-nb.de.

Any brand names and product names mentioned in this book are subject to trademark, brand or patent protection and are trademarks or registered trademarks of their respective holders. The use of brand names, product names, common names, trade names, product descriptions etc. even without a particular marking in this works is in no way to be construed to mean that such names may be regarded as unrestricted in respect of trademark and brand protection legislation and could thus be used by anyone.

Cover image: www.ingimage.com

Publisher: Presses Académiques Francophones is an imprint of the publishing house
Südwestdeutscher Verlag für Hochschulschriften GmbH & Co. KG
Heinrich-Böcking-Str. 6-8, 66121 Saarbrücken, Germany
Phone +49 681 37 20 271-1, Fax +49 681 37 20 271-0
Email: info@presses-academiques.com

Printed in the U.S.A.
Printed in the U.K. by (see last page)
ISBN: 978-3-8381-8941-3

Qu'il me soit permis d'adresser mes remerciements à ceux et celles qui m'ont aidé ; Monsieur Stéphane Jacobzone, coordonnateur du Projet de santé à l'OCDE, directeur de stage et de thèse, pour m'avoir proposé ce sujet d'actualité, m'avoir épaulé et guidé en tant que formateur ; le Professeur Bernard Cassou, professeur de santé publique et président de thèse, pour ses encouragements, sa patience et ses conseils ; le Docteur Stéphanie Bizet pour la relecture attentive et critique du document ; et enfin ma femme Iulia pour le soutien qu'elle m'a apporté tout au long de ce travail.

Sommaire :

Introduction. Problématique.

Selon le rapport sur la santé dans le monde 2000 publié par l'Organisation Mondiale de la Santé « Pour un système de santé plus performant » (WHO, 2000), une des quatre fonctions d'un système de santé est d'assurer la quantité et la qualité des ressources nécessaires à son fonctionnement présent et futur. Dans ce contexte, les ressources humaines constituent une composante essentielle. Leur création par un programme éducatif adéquat, leur gestion et leur planification attentives vont influencer directement la performance d'un système de santé et par conséquent la santé des populations.

L'objectif de cet ouvrage est d'offrir une vision comparative sur la planification et la régulation de la profession médicale dans quatre pays de l'OCDE et de discuter les politiques mises en œuvre ainsi que leurs résultats en termes d'efficience. Ce document a constitué une étude pilote dans le cadre du « Projet de santé » lancé en 2001 par l'OCDE et coordonné par M. Stéphane Jacobzone.

Dans de nombreux pays développés l'augmentation des dépenses de santé est un facteur de déséquilibre majeur des finances publiques, tandis que les pays en développement ont des difficultés à soigner leurs populations. Par conséquent, maximiser l'état de santé par rapport aux différentes catégories de ressources utilisées est devenu une priorité générale.

L'efficience de la profession médicale peut être analysée sous deux aspects :

a. La démographie médicale ou macro-efficience, définie ici comme le nombre de médecins ou la densité médicale nécessaire pour satisfaire d'une manière coût-efficace les besoins de la population dans le présent et dans l'avenir, dans une optique de développement durable.

b. La micro-efficience ou l'utilisation optimale des ressources humaines existantes, à travers des incitations de nature politique ou économique. Ce concept comprend :

- l'efficience productive représentée par la productivité de la profession médicale, résultat ou output produit par un professionnel de santé par unité de temps.
- l'efficience allocative représentée par la meilleure combinaison de différentes catégories de personnel nécessaires pour délivrer des soins de qualité, correspondant au terme anglais de « skill mix ». Le rapport entre le nombre de généralistes et de spécialistes, la répartition par spécialités et le rapport entre profession médicale et infirmière en sont les meilleurs exemples.

L'étude comporte trois parties. La première est une introduction aux concepts économiques et sociaux relatif à l'activité de la profession médicale. La seconde est une présentation de la situation dans quatre pays de l'OCDE (Australie, Canada, France et Royaume-Uni). La dernière partie comparera et discutera les différentes politiques ainsi que leurs résultats.

I.   Activité de soins : aspects socio-économiques

Des dissensions idéologiques existent et de nombreux débats ont eu lieu quant à l'efficacité respective des producteurs de soins publics et/ou privés. Actuellement, l'opinion généralement partagée est qu'un secteur public exclusif et non concurrentiel ou au contraire un secteur privé prédominant, sont souvent à l'origine de défaillances (correspondant aux termes anglais de « governement failures » et « market failures »), expressions du manque d'efficience et d'équité dans la délivrance des soins.

En plus du statut public/privé qui ne fera pas l'objet de ce livre, la performance d'un système de soins est influencée par d'autres facteurs comme l'organisation interne, les procédures de régulation et de planification et les différentes incitations fournies par ces mécanismes, considérations qui feront l'objet des sections suivantes.

La première section traitera le concept de régulation, sa raison d'être et ses principales formes. La seconde section sera consacrée au processus de transformation des inputs en outputs et aux concepts économiques d'efficience productive et allocative. La troisième section analysera la démographie médicale, équilibre entre l'offre et la demande en professionnels de santé. La quatrième section exposera les incitations de nature politique et économique visant à augmenter l'efficience, en insistant sur les méthodes de rémunération des médecins.

1. La régulation : superviser l'activité des producteurs de soins

Idéalement, sur un marché libre où la loi de l'offre et de la demande et la concurrence entre les prestataires mèneraient à une situation d'équilibre, les soins médicaux seraient délivrés en fonction des prix et des quantités des biens et services déterminés par les préférences et la capacité à payer des consommateurs. Une « main invisible » réaliserait un équilibre de « first best » Pareto optimal qui résoudrait les problèmes de macro- et micro-efficience dans les systèmes de soins. Cependant, des défaillances du marché comme la compétition imparfaite, l'incertitude et l'asymétrie d'information (Arrow, 1963), empêchent en pratique la réalisation de ce type d'équilibre.

L'objectif de l'intervention publique est de parvenir à un équilibre optimal compte tenu des contraintes, qualifié de « second best ». Ceci implique le processus de régulation, défini comme le contrôle sur la quantité, la qualité et le prix des biens et services, qui vise à restaurer l'efficience et l'équité des soins. A titre d'exemple, l'Etat déterminera le nombre de futurs médecins, les places disponibles dans les différentes spécialités, il accordera des autorisations, réalisera des procédures d'accréditation et fixera le niveau maximal des rémunérations pouvant être perçues.

Trois formes de régulation existent :

a. Les restrictions législatives qui imposent aux prestataires des obligations juridiques dans certains domaines, sous peine de sanctions (Bennet, 1994). L'élaboration de mécanismes de régulation appropriés ainsi que leur respect peut s'avérer un problème difficile et de surcroît entraîner des coûts administratifs importants.

b. Une régulation sous forme d'incitations, influençant le comportement de manière à atteindre la cible décidée. Ces incitations peuvent être à la fois financières et non-financières.

c. Troisièmement, l'Etat peut mandater d'autres institutions comme les organisations professionnelles afin de contrôler l'activité des membres placés sous leur juridiction (ex : Ordre des médecins en France).

Trois facteurs semblent déterminants quant à la capacité des gouvernements à mettre en œuvre et à superviser ces interventions :

a. En premier lieu, le régulateur doit disposer de l'information nécessaire. Pour cela, encore faut-il qu'elle puisse être collectée auprès des prestataires.

b. En second lieu, le régulateur doit bénéficier de la capacité managériale et financière pour concevoir, faire respecter et contrôler les dispositions. Même si cette capacité n'est pas un réel problème dans les pays de l'OCDE, contrairement aux pays en voie de développement, les coûts administratifs de gestion peuvent être élevés, influençant ainsi l'efficience globale du système.

c. En dernier lieu, la régulation est aussi un processus politique impliquant des individus et des groupes d'intérêts qui tentent d'influencer le résultat de l'intervention. Les autorités publiques doivent assurer la participation transparente de tous les acteurs concernés. Il ne faudrait pas que les comportements stratégiques et les intérêts corporatistes sapent l'effet des politiques publiques.

A part la régulation qui concerne l'utilisation efficiente des ressources humaines, les gestionnaires des systèmes de santé sont confrontés à un autre défi : obtenir le nombre de personnes souhaité pour chaque catégorie de professionnels de santé, pour le présent et pour l'avenir. Ces deux problématiques pourraient correspondre, en ce qui concerne les ressources humaines, à la notion de « stewardship » développée par l'OMS afin de comprendre le rôle des autorités publiques dans les systèmes de santé. Elles s'inscrivent également dans la perspective d'un développement économique et social durable.

2. La production de soins : l'utilisation efficiente des ressources

Les ressources humaines sont un input essentiel dans la production des soins. Les outputs de l'activité des professionnels de santé peuvent être mesurés soit en termes d'objectifs intermédiaires, comme le nombre d'actes, soit en termes de résultats sur la santé (amélioration de l'état de santé, satisfaction des patients).

Le fait de considérer la profession médicale comme un facteur de production de soins, soulève quelques questions importantes :

a. La première regarde la création de ressources pour le système de santé, le fait d'investir dans le capital humain. Ceci concerne la qualité de la formation reçue dans les facultés de médecine et, point qui sera discuté dans cet ouvrage, la quantité (numerus clausus) de médecins formés actuellement et dans l'avenir, ce qui correspond à ce que nous avons défini comme macro-efficience.

b. Une fois ce premier point résolu, la seconde question est de savoir comment utiliser au mieux les ressources humaines existantes, ce qui correspond à ce que nous avons défini comme micro-efficience.

   - L'efficience productive ou productivité indique la quantité maximale d'output générée avec une quantité donnée d'input. Pour appliquer ce concept à la médecine, il faudrait d'abord savoir comment définir et mesurer le résultat de l'activité de soins pour ensuite maximiser ce résultat pour une charge de travail donnée. En tant qu'exemple, un médecin qui consacrerait une heure à un patient atteint d'une rhinopharyngite fournirait un travail inefficient.

   - L'efficience allocative équivaut à l'association optimale des intervenants dans la production de soins. Parmi les combinaisons de personnel possibles pour assurer des soins, il faudrait choisir la meilleure, en prenant en compte les coûts et l'efficacité pour chaque intervention. En tant qu'exemple, il serait inefficient que les rhinopharyngites soient vues par des spécialistes en ORL, au lieu qu'elles soient traitées par des médecins généralistes. Ceci renvoie à la notion de « skill mix » en anglais.

3. La démographie médicale : équilibre entre besoins et offre ?

Un modèle idéal estimant le nombre de médecins nécessaire à une population calculerait les coûts et les bénéfices de la société pour des densités croissantes de personnel médical. Le point le plus macro-efficient, la densité médicale idéale, serait situé à l'endroit où le ratio bénéfices/coûts serait maximisé, où le coût marginal égaliserait le bénéfice marginal. A cause des difficultés techniques, un tel modèle est impossible à utiliser en pratique. De plus, la régulation de la démographie médicale est un processus plus complexe et ne peut pas être réduit à ses aspects techniques.

Par conséquent, trois autres méthodes sont utilisées en pratique pour estimer et prévoir l'offre en professionnels de santé :

a. L'expérience de la situation et des tendances passées peut être utilisée pour faire des projections pour l'avenir. Au cours des dernières décennies, le nombre de médecins a augmenté dans tous les pays développés. Cette tendance se poursuivra-t-elle dans l'avenir ? A titre d'exemple, au Royaume-Uni, les experts prévoient pour les prochaines vingt années un taux d'augmentation du nombre de médecins d'environ 1.7% par an, proche des 1.8% enregistrés au cours des vingt dernières années. Autre exemple, la « Canadian Task Force on Physician Supply » affirme que la densité médicale existante est optimale et qu'elle doit être maintenue au cours des deux prochaines décennies. De ce point de vue, il est aussi important de savoir, en tant que base de discussion, si l'offre actuelle satisfait les besoins de la population. L'Australie a développé des indicateurs essayant de montrer s'il existe une offre excédentaire ou au contraire insuffisante en professionnels de santé. Ils seront discutés dans le chapitre consacré à ce pays.

b. Deuxièmement, les comparaisons internationales sont souvent utiles. Il existe par exemple un consensus considérant que l'Espagne et l'Italie souffrent d'un excédent en médecins et que le Royaume-Uni et le Canada souffrent à l'inverse d'une pénurie. Les comparaisons internationales montrent des disparités entre pays avec des niveaux similaires de développement et des systèmes de santé parfois semblables. Un des objectifs de cette étude est d'expliquer ces disparités.

c. L'évaluation des besoins peut être utilisée dans la tentative d'adapter l'offre médicale aux besoins de la population. La notion de besoin, propension ou capacité à bénéficier d'un bien ou d'un service médical, est très difficile à définir et à évaluer en pratique. Qu'est qui constitue un besoin et qu'est qui ne constitue pas ? Pour qui un bien ou un service constitue-t-il un besoin ? Comment mesurer et chiffrer les besoins ? Il s'agit de questions auxquelles il est très difficile à répondre. En revanche, plusieurs modèles essayent d'expliquer la demande de soins, au niveau individuel et sociétal :

- Le modèle de consommation considère les soins médicaux en compétition avec d'autres biens et services (aliments, vêtements, logement etc.). Pour un revenu donné, un individu choisit le panier de ces différents produits qui maximise sa propre utilité, idée transposée graphiquement par une courbe d'indifférence. Les préférences et le niveau des ressources vont guider les choix.

- Le modèle de Grossman considère la santé comme duale, consommation et capital. En tant que capital, la santé nécessite un investissement régulier sous forme de soins. La demande de soins est donc dérivée de la demande de santé. Ce modèle souligne le rôle du revenu, du niveau d'éducation et de l'âge en tant qu'éléments influençant la quantité et la qualité des soins requis.

- Selon le modèle d'agence, le consommateur aurait des difficultés à exprimer sa propre demande, à cause du manque d'informations quant au diagnostic et à la thérapeutique appropriées. Ainsi, il va désigner un agent (le médecin) pour faire des choix éclairés en son nom. Puisque l'agent est aussi le producteur de soins, les côtés demande et offre ne sont pas complètement séparés. De plus, la relation d'agence, qui fait intervenir un principal et son agent, n'est pas parfaite puisque l'agent suit aussi son propre intérêt. Ce modèle ouvre la possibilité d'une demande induite de la part des médecins lorsque la densité médicale est élevée et risque d'affecter le revenu cible que chaque médecin s'est fixé (Rochaix, Jacobzone, 1997).

Ainsi, les besoins et la demande pour des soins et par conséquent pour du personnel médical dépendent d'une multitude de facteurs : le type de morbidité rencontré dans un pays et sa gravité (eux-mêmes dépendant d'une large gamme de déterminants de la santé) ; les traitements disponibles, le niveau d'information et d'éducation, les préférences et les attentes individuelles, le revenu des ménages, le comportement des prestataires de soins.

A côté de ces méthodes explicites, la régulation de la démographie médicale a été considérée dans la plupart des pays comme une méthode de maîtrise des dépenses de santé. Les médecins, à travers leurs prescriptions, sont à l'origine d'une part importante des dépenses de santé et par conséquent, la réduction du nombre de médecins a été vue comme une méthode de maîtrise des dépenses agissant du côté de l'offre. La progression des dépenses déterminera les futures politiques des ressources humaines dans les systèmes de santé.

4. Incitations de nature politique et économique

Les incitations de nature politique et économique influencent l'activité et la performance des professionnels de santé. Le niveau et les méthodes de rémunération, les biens et services inclus dans le panier remboursé par le financeur vont avoir différents impacts sur la pratique médicale, sur la quantité et la qualité des services fournis. Cette situation est compliquée par le fait que la maximisation des profits n'est pas la seule motivation des producteurs de soins et que la concurrence entre eux peut avoir des effets ambigus sur l'efficience. Cette section discute le rôle des différentes méthodes de rémunération rencontrées dans les pays de l'OCDE, en tant que principal élément influençant le comportement et l'efficience des prestataires.

La relation entre paiement et activité peut être observée à un niveau défini comme macro (comment l'activité change quand le niveau de paiement varie) et à un niveau micro (comment l'activité change quand la méthode de rémunération diffère).

a. L'activité de la profession médicale est influencée par le <u>niveau</u> de paiement. Des études ont montré que lorsque le prix des services décroît, les médecins tentent d'augmenter le volume des services afin de maintenir leur revenu cible, une sorte d'ajustement entre le prix et le volume. C'est par exemple ce qui s'est passé en Allemagne quand la méthode des points flottants avait été introduite, ou au Québec entre 1971-1976, quand le montant remboursé d'une consultation avait été gelé. Mais ceci est vrai quand les médecins sont rémunérés à l'acte. Quand le médecin est payé par salaire ou par capitation, une diminution du montant perçu peut mener à une décroissance de l'activité, par le fait que le médecin tire une utilité diminuée de son travail. En fin de compte, le niveau de rémunération doit être égal ou supérieur à celui obtenu dans d'autres activités et, dans le cas des médecins, il sera déterminé par les jugements sociaux concernant les dépenses nécessaires afin d'attirer des gens talentueux dans la profession.

b. L'activité de la profession médicale serait surtout influencée par la <u>méthode</u> de paiement. Dans les pays de l'OCDE, le médecin est souvent rémunéré directement par un tiers payant, service national de santé, assurance maladie publique ou assureurs privés, principalement par trois méthodes : paiement à l'acte, capitation ou salaire. En outre, il peut être payé à l'acte dans le cadre d'un payement direct du patient.

   i. Le paiement à l'acte – avec ou sans barème fixé – est la plus ancienne méthode de rémunération. Le médecin est payé un montant pour chaque item ou unité de soins fournie, comme par exemple une consultation ou des vaccinations, soit par le patient qui recevra ensuite un remboursement total ou partiel (ex : France), soit directement par le tiers payant (ex : Allemagne, Canada). Le paiement à l'acte est une méthode complète qui fournit des incitations de performance fortes, mais qui peut mener en même temps à une utilisation excessive des services à cause de la demande induite qu'elle génère. Certaines mesures tentent de contenir les dépenses, comme le système des points variables (ex : Allemagne) ou comme des budgets opposables appliqués sur la valeur totale des dépenses (ex : Canada). Une étude menée à Copenhague (Mooney, 1994) a montré que, toutes choses égales par ailleurs, le passage d'un paiement par capitation vers un système de paiement à l'acte a augmenté l'activité des médecins généralistes mais a en même temps diminué le nombre de patients que ceux-ci ont adressé aux spécialistes ou à l'hôpital. En conclusion, le paiement à l'acte augmente la productivité de la main d'œuvre médicale et favorise le recours au généraliste, mais elle peut mener à une augmentation des coûts.

ii. Dans un système par capitation – somme forfaitaire perçue par patient – les médecins reçoivent périodiquement un montant fixe pour chaque personne inscrite sur leur liste, destiné à financer les coûts de l'ensemble des services délivrés au cabinet médical. Cette méthode, utilisée par exemple au Royaume-Uni, incite les prestataires à minimiser les coûts afin de maximiser leur revenu, différence entre encaissements et dépenses. Mais il pourrait encourager les médecins à sélectionner les patients à bas risque pour réduire ces coûts. La parade contre ce risque en terme de politique de santé, l'ajustement du montant payé en fonction de la sévérité de la maladie et d'autres variables comme l'âge, est difficile à concevoir et à mettre en pratique (ex : Pays-Bas). Les médecins généralistes rémunérés à la capitation adressent plus facilement leurs patients au spécialiste ou à l'hôpital, à moins que d'autres incitations, comme par exemple le « fund holding » au Royaume-Uni, ne soient mises en place. La capitation peut encourager les médecins à ajourner et donc à sous-traiter les patients. D'autres auteurs (Barnum, Kutzin, 1995) pensent qu'en même temps les médecins sont incités à réduire les coûts futurs en fournissant des soins préventifs.

iii. Le paiement par salaire – somme forfaitaire allouée pour le temps que le médecin passe en face des malades – risque de favoriser la minimisation des coûts personnels comme l'effort. Les médecins peuvent faire cela en sélectionnant les patients à bas risque, en minimisant le nombre de consultations ou en adressant leurs patients ailleurs. Le résultat pourrait être un sous-traitement. Ces éléments peuvent être compensés par des méthodes de gestion du personnel innovantes, des incitations de carrière éventuelles et un bonus pour récompenser la performance. Comme l'expérience l'a montré en Suède, la rémunération des médecins généralistes par salaire n'apporte aucune incitation pour une utilisation efficiente de la profession médicale. Inversement, certains auteurs (Abel-Smith, 1994 ; Maynard, 2001) pensent que le salaire est une méthode de rémunération adaptée pour les médecins hospitaliers, même si des améliorations peuvent être apportées.

Chacune des trois méthodes de paiement a des avantages et des inconvénients quant aux incitations qu'elle produit en termes d'efficience et d'équité des soins. Les paiements à l'acte et par capitation présentent des avantages qui pourraient se compléter mutuellement dans le cadre d'une méthode de paiement mixte (Rochaix, 1998). Pour un médecin généraliste rémunéré initialement par capitation, ajouter un élément de paiement à l'acte fournit rétrospectivement une forme d'ajustement par rapport au risque (puisque les patients atteints d'affections plus sévères nécessitent plus de consultations) et encourage un éventail plus large et plus soutenu des pratiques (puisque le praticien est payé pour travailler plus).

En réalité, même le mécanisme mixte le plus sophistiqué atténue simplement les inconvénients de chaque méthode. De plus, la complexité dans le design des nouvelles méthodes crée ses propres inconvénients comme les coûts administratifs élevés, le manque de simplicité, de transparence et de compréhension. Cependant, les méthodes mixtes semblent fournir le meilleur compromis et les meilleures incitations pour une utilisation efficiente de la profession médicale.

II.   Situation dans quatre pays de l'OCDE

La deuxième partie de cette étude est une analyse de la situation dans les quatre pays choisis (Australie, Canada, France, Royaume-Uni). Pour chaque pays, cinq points seront abordés : Le premier fixe le cadre général dans lequel a lieu la régulation de la profession médicale, le second retrace l'historique de cette régulation et le troisième décrit et caractérise la profession médicale aujourd'hui. Succédant à ces parties introductives, le quatrième point se focalisera sur la démographie médicale ou macro-efficience et le cinquième sera consacré à l'étude de la micro-efficience productive et allocative et aux principales incitations économiques comme le niveau et les méthodes de rémunération.

1. Le Royaume-Uni

1.1.   La régulation de la profession médicale dans le système de santé britannique

Le système de santé britannique est organisé autour d'un service national public de santé, le National Health Service (NHS), système intégré permettant l'accès universel aux soins et financé par l'impôt. Depuis sa création en 1948, plusieurs réformes ont essayé d'adapter le système aux nouvelles situations et orientations idéologiques. La plus importante a été l'introduction de mécanismes de marché en 1991 sous la forme du quasi-marché ou marché interne. Les principales caractéristiques de cette réforme ont été la séparation entre l'acheteur et le prestataire de soins et l'introduction de la compétition entre les prestataires, dans le but d'augmenter l'efficience. En 1997, le Gouvernement Travailliste nouvellement élu a remplacé le concept de compétition par ceux de coordination

18

et coopération, sans abandonner l'idée de la séparation entre l'acheteur et le prestataire de soins.

Le ministère de la santé ou Department of Health (DoH) est responsable des services médicaux et médico-sociaux en Angleterre. Des responsabilités presque identiques sont détenues par les ministères de la santé en Ecosse, au Pays de Galles et en Irlande du Nord. En Angleterre, le DoH établit la politique de santé générale et assure la tutelle de la NHS par une de ses branches, la NHS Executive.

La planification de la profession médicale a lieu dans un cadre général caractérisé par la recherche de l'efficience dans l'utilisation des fonds publics. Le Ministère de la Santé est responsable de la régulation des médecins, conseillé dans cette tâche par le Medical Workforce Standing Advisory Committee (MWSAC)

D'autres éléments importants pour la planification de la profession médicale sont l'existence d'hôpitaux autonomes ou NHS trusts, habilités à décider du type de personnel employé, et les organisations professionnelles. La British Medical Association (BMA) est en même temps l'organisation professionnelle des médecins et un syndicat indépendant protégeant ses membres. Le General Medical Council (GMC) est responsable de l'enregistrement des médecins et des standards professionnels.

1.2.   La régulation de la profession médicale – historique

Depuis la création de la NHS il y a 50 ans, plusieurs comités ad hoc et deux commissions royales avaient été établis afin d'élaborer des prévisions et de faire des recommandations concernant la démographie médicale. La cible principale de ces recommandations a été le numerus clausus à l'entrée des facultés de médecine. En 1942-1943, le numerus clausus était d'environ 2 050 étudiants. En **1944,** le comité Goodenough recommandait une modeste augmentation mais en réalité le gouvernement avait entrepris une augmentation importante pour arriver à 2 500-2 600 étudiants. La crainte d'un surplus en médecins dans le milieu des années 1950 a poussé le comité Willink à proposer une réduction de 10% du numerus clausus, mais très rapidement il est devenu évident que la politique avait pris une mauvaise orientation. En **1966**, le rapport préliminaire élaboré par la Commission Royale pour l'Education Médicale a recommandé une augmentation majeure du nombre de médecins et l'ouverture de nouvelles facultés de médecine. Le rapport final fixe à 4 230 la cible à atteindre jusqu'au début des années 1980. Dans les années **1980,** le comité Todd et le Advisory Committee for Medical Manpower Planning vont dans la même direction, conseillant l'accroissement du nombre de médecins afin de satisfaire les besoins de la population, bien que des craintes quant à un surplus futur soit évoquées. La décision prise en juillet **1991** d'établir un comité permanent (le MWSAC) plutôt que de continuer à s'appuyer sur des comités ad hoc a été perçue comme un progrès. Son premier rapport daté de 1992 recommandait un numerus clausus de 4 470 pour le Royaume-Uni. Un deuxième rapport de 1995 préconisait une augmentation progressive sur cinq ans afin d'atteindre un niveau de 4 970 étudiants en 2000. Le troisième rapport de 1997 constitue le fondement de la planification actuelle de la profession médicale au Royaume-Uni et recommande un numerus clausus de 5 800 étudiants par an.

En réalité, le ministère de la santé s'appuie sur les avis de plusieurs organisations. Le MSWAC surveille la démographie médicale et tout spécialement le numerus clausus. Le « Specialist Workforce Advisory Group » propose le nombre de places disponibles par spécialité. Au niveau régional, les « Local Medical Workforce Advisory Groups » conseillent quant au nombre de médecins hospitaliers. Enfin, les « Medical Practice Committees » analysent la distribution géographique des médecins généralistes et émettent des restrictions à l'entrée dans les zones à forte densité médicale.

1.3.　　　La profession médicale aujourd'hui

Les données sur la profession médicale sont souvent disponibles séparément pour l'Angleterre, le Pays des Galles, l'Ecosse et l'Irlande du Nord. Ceci fait que certaines informations dans ce chapitre s'appliquent au Royaume-Uni, d'autres à la Grande Bretagne et d'autres uniquement à l'Angleterre.

La formation des futurs médecins débute par un programme de cinq ans dans une des dix-neuf facultés de médecine, suivie par une année en tant que stagiaire ou « house officer ». A ce stade, les jeunes médecins peuvent s'inscrire de manière permanente auprès du GMC. Ensuite, la carrière professionnelle se divise entre les généralistes (trois années supplémentaires) et les spécialistes (environ cinq ans supplémentaires) qui eux, vont devenir des « consultants » (équivalent aux praticiens hospitaliers en France) dans la spécialité de leur choix. Les spécialistes travaillent uniquement à l'hôpital, ils ne peuvent pas avoir une activité libérale ambulatoire.

Suite aux recommandations du MWSAC, le numerus clausus a été fixé à 5 091 étudiants en 1998 et 5 600 en 1999. Ceci a été réalisé avec l'augmentation du nombre d'étudiants pour chacune des facultés existantes et par la création de trois nouvelles facultés de médecine. La proportion de femmes parmi les nouveaux étudiants était de 50% en 1990 et a atteint 60% en 1999. Environ 5% à 10% des étudiants abandonnent les études avant d'avoir obtenu leur diplôme.

Les sources de données sont l'Office National des Statistiques et le ministère de la santé. Ils incluent les médecins cliniciens enregistrés auprès du GMC. Entre 1976 et 1996, le nombre de médecins a augmenté de 1.8% par an, 2.6% pour les spécialistes et 1.4% pour les généralistes. En 1999 il y avait 104 417 médecins cliniciens équivalent temps plein au Royaume-Uni, représentant une densité de 180 médecins pour 100 000 habitants. Parmi les médecins, 30% sont des généralistes et 34% sont des femmes. Ce dernier pourcentage est amené à augmenter dans l'avenir. La part des médecins britanniques ayant obtenu leur diplôme au Royaume-Uni est de 76%. Par ailleurs, chaque année, environ 3.5% des médecins quittent la profession par des départs en retraite ou par l'abandon de la pratique médicale au profit d'une autre activité.

1.4.   Macro-efficience : la démographie médicale

Les caractéristiques principales de la planification de la profession médicale au Royaume-Uni sont la recherche de l'efficience dans les dépenses publiques, la situation reconnue de pénurie en médecins et une volonté d'assurer les besoins en favorisant la formation de médecins britanniques.

Le rôle du MWSAC est de prendre en considération les opinions de tous les acteurs du système, d'analyser les informations disponibles et les études existantes afin d'établir dans quelle mesure l'augmentation attendue de la demande sera assurée par l'offre en médecins. Il a le rôle de donner un avis au ministère de la santé. Son troisième rapport du 1997 est à l'origine de la politique actuelle.

Premièrement, le rapport identifie et analyse les facteurs influençant la demande présente et future en professionnels de santé. Ces facteurs sont la croissance démographique (estimée à environ 0.3% par an), le vieillissement de la population (il est prévu que les personnes âgées de 75 ans et plus représenteront 8% de la population totale en 2020 contre 6.4% aujourd'hui), les avancées de la médecine qui rendront curables de nouvelles maladies, l'augmentation des attentes de la population et les initiatives politiques comme la réduction des listes d'attente. Un autre élément pris en compte est la croissance de la démographie médicale passée, sous la pression de la demande croissante en médecins. La première partie du rapport conclut que la demande augmentera à l'avenir et que, pour la satisfaire, l'offre en médecins devra augmenter de 1.7% par an.

L'étape suivante consiste à identifier et mesurer les flux d'entrée et de sortie qui déterminent le nombre de médecins en activité à un moment donné. Les entrées dans la profession sont assurées par les études médicales et par le recrutement de médecins étrangers. Les sorties sont représentées par les départs en retraite, l'abandon durant les études et l'émigration de médecins britanniques vers d'autres pays. De plus, le rapport identifie des facteurs modifiant les caractéristiques de l'activité des médecins comme le temps de travail et la productivité du travail.

En se fondant sur trois hypothèses de travail, le MWSAC recommande, en tant que levier d'action, une élévation du numerus clausus à l'entrée des facultés de médecine. La première hypothèse retenue est que, par rapport au présent, la demande future en professionnels de santé augmentera d'environ 1.7% par an. La deuxième est que le taux de sortie de la profession concerne chaque année environ 3.5% du stock de médecins. La troisième est que la proportion de médecins britanniques devra rester constante, autour de 76% de l'ensemble des médecins.

Ainsi, la recommandation faite en 1997 par le MWSAC, suivie depuis par le ministère de la santé, a été d'augmenter le numerus clausus existant à l'époque (4 800) de 1 000 places. Des recommandations complémentaires visaient à retenir les médecins britanniques dans le pays, à limiter l'immigration de médecins étrangers et à diminuer le taux d'abandon durant les études. La capacité du système éducatif à gérer l'accroissement du numerus clausus est considérée comme le déterminant majeur du succès de cette politique.

1.5.   Micro-efficience

1.5.1. L'efficience productive : la productivité

Le NHS, comme tous les systèmes de santé, emploie de manière intensive le travail et serait intéressé à améliorer la productivité de sa main d'œuvre. Puisqu'il est difficile de mesurer l'état de santé et d'établir un lien de causalité entre l'amélioration de l'état de santé et le fonctionnement du système de santé, des mesures intermédiaires de l'output sont souvent utilisées. Des auteurs, (Bloor, Maynard, 2001) ont étudié séparément les secteurs ambulatoire et hospitalier.

Pour les soins primaires, le nombre de consultations effectuées par un médecin généraliste (GP) est resté relativement stable depuis 1975, entre 8 000 et 9 000 par an, mais le nombre de prescriptions a augmenté de 14 300 en 1984 à presque 18 000 en 1999.Ceci a eu lieu malgré la réduction du nombre moyen de patients inscrits sur la liste des médecins qui est passé de 2 500 en 1951 à 1 755 en 1997. Par ailleurs, des infirmières ont été de plus en plus employées dans les cabinets de médecine générale.

Pour le secteur hospitalier, une mesure de la productivité est de rapporter l'activité au nombre du personnel médical. En utilisant le « Hospital Episode Statistics » et en mesurant l'activité en tant que « finished consultant episode » (FCEs), les auteurs concluent que la productivité est restée stable pour les médecins, qu'elle a augmenté pour les infirmières et qu'elle a diminué pour le personnel administratif, impression qui est due en fait à la variation dans le nombre des différentes catégories de personnel. Cependant, dans cette estimation, il n'y a pas d'ajustement par rapport au case-mix, à la complexité ou à la qualité des soins.

Une méthode proche est d'utiliser l'index de productivité du travail élaboré par le NHS Executive ou « cost-weighted activity index ». La multiplication de chaque unité d'activité (consultation, vaccination, etc.) par le coût moyen national de sa production (obtenu à partir de la base de référence NHS), et ensuite la division de ce produit par le nombre d'employés, permet d'obtenir un index mesurant la productivité pour chaque « NHS trust ». Cette mesure a montré peu de changement dans la productivité de la main d'œuvre, suggérant l'absence d'économies d'échelle.

Les auteurs pensent que des modifications dans la méthode de rémunération pour tous les membres de l'équipe soignante, comme par exemple l'introduction de bonus, pourraient augmenter la productivité dans les deux secteurs, ambulatoire et hospitalier.

1.5.2. L'efficience allocative : la diversité de professions

Certains auteurs (Maynard, 1995) considèrent que des éléments comme la productivité et le « skill mix » influencent le nombre de médecins nécessaires à une population. Inversement, le MWSAC, dans son troisième rapport, ne prend pas en considération cet élément, justifiant que par exemple l'augmentation du nombre d'infirmières élargira la demande pour les services qu'elles fourniront, sans influencer la demande en médecins.

Récemment, des auteurs (Richardson, Maynard, 1998), ont revu la littérature dédiée à l'impact que la diversité des professions médicales peut avoir sur l'efficience de l'offre de soin. Leur conclusion est qu'il y a peut de preuves, mais qu'il est possible d'obtenir des gains d'efficience par la substitution de médecins par des infirmières, surtout pour quelques tâches en médecine générale. Ils estiment qu'environ 10% de la charge de travaille des médecins généralistes pourrait ainsi être déléguée.

Que se passe-t-il en réalité ? La densité en 1998 était de 180 médecins et de 550 infirmières pour 100 000 habitants, soit 1 médecin pour 3 infirmières, ratio qui a augmenté en faveur des médecins dans les dix dernières années. Cependant, la situation diffère selon le secteur : à l'hôpital, le nombre de médecins a augmenté beaucoup plus que celui des infirmières, alors qu'en ville, dans les cabinets de médecine générale, le nombre d'infirmières a quadruplé durant les dix dernières années.

Par ailleurs, avec un pourcentage de médecins généralistes d'environ 30% sur le nombre total de médecins, le Royaume-Uni semble compter plus sur les spécialistes.

1.5.3. Le niveau de rémunération

Selon Bloor (Bloor, Maynard, 2001), le revenu annuel net moyen d'un médecin généraliste était en avril 2000 de 54 220£. Dans son 13e rapport, le « Review Body on Doctors and Dentists' Remuneration » recommandait une augmentation du revenu net (IANR) de 3.9%.

Selon les mêmes auteurs, les médecins hospitaliers spécialistes ou « consultant », statut équivalent à celui d'un praticien hospitalier en France, sont rémunérés par un salaire annuel qui peut varier entre 63 000£ et 84 000£, auquel s'ajoutent des primes qui peuvent varier de 25 000£ à 60 000£ par an, accordées en fonction de critères comme l'excellence professionnelle, la recherche, l'enseignement, etc. Les praticiens hospitaliers peuvent en même temps avoir des consultations privées à l'hôpital, jusqu'à 10% de leur activité, ce qui peut augmenter considérablement les revenus, particulièrement pour les chirurgiens, les urologues, les anesthésistes et les radiologues. Selon le « NHS Staff Earnings Survey 2000 », les praticiens hospitaliers percevaient en 2000 des salaires variant entre 71 000£ et 74 000£ par an. En 2001, comme pour les médecins généralistes, le « Review Body on Doctors and Dentists' Remuneration » recommandait pour les praticiens hospitaliers une augmentation de 3.9% de leurs salaires.

1.5.4. Les méthodes de rémunération

Certains auteurs (Maynard, 1995) avancent l'idée que le système de rémunération devrait être considéré comme un instrument important dans la régulation de la profession médicale, au même titre que la démographie médicale. En effet, pour équilibrer l'offre et la demande en médecins, il faudrait considérer parallèlement la quantité de médecins et le prix de leur prestation.

Depuis les changements survenus au début des années 1990, les médecins généralistes sont rémunérés directement par le NHS, en grande partie par un système forfaitaire à la capitation (environ 70% du revenu) mais aussi par un paiement à l'acte pour certains items présentant des externalités positives, comme les vaccinations, ou un intérêt en termes de santé publique, comme les examens de dépistage. Pour la capitation, il existe un ajustement en fonction de l'âge et de la gravité de la maladie. Actuellement, les initiatives pour favoriser la création de grands cabinets de groupe (Primary Care Trusts – PCTs) pourraient voir apparaître une rémunération par salaire, malgré l'inconvénient de cette méthode de paiement en médecine générale.

Comme il a été vu plus haut, les praticiens hospitaliers sont rémunérés par un salaire fixe auquel s'ajoutent des primes accordées en fonction de certains critères. Pour les consultations privées qu'ils peuvent avoir à l'hôpital, ils perçoivent une rémunération à l'acte.

2. Le Canada

2.1. La régulation de la profession médicale dans le système de santé canadien

Le système de santé canadien est financé principalement par un mécanisme d'assurance publique, avec les soins délivrés majoritairement par des prestataires privés. Il peut être décrit comme un assemblage de douze systèmes d'assurance, dix provinciaux et deux territoriaux, obéissant à des principes nationaux fixés au niveau fédéral. La mise en place de ce système public a débuté dans la province de Saskatchewan dans les années 1950 et a bénéficié du soutien du gouvernement fédéral. L'extension aux autres provinces a pris plusieurs années et 1972 a vu l'aboutissement d'un système national d'assurance pour les soins hospitaliers et ambulatoires. La « Loi canadienne sur la santé » élaborée en 1984, est la structure législative établissant les principes sur lesquels le système de santé doit être fondé. Le rapport entre le gouvernement fédéral et les gouvernements provinciaux est établi par la Constitution.

Le ministère fédéral de la santé, connu sous le nom de « Santé Canada », supervise le système à travers l'application de la loi canadienne sur la santé. Le gouvernement fédéral accomplit cela à l'aide d'un fédéralisme fiscal, aidant les provinces à financer leur système de santé en échange de l'application des principes et des standards nationaux. Les dix ministères de la santé provinciaux sont responsables de la gestion et de la planification des services de santé.

Chaque ministère de la santé provincial ou territorial réalise la planification de ses ressources humaines. Mais l'indépendance de la profession médicale, dont l'activité est en grande partie privée, a limité la capacité des gouvernements à exercer un contrôle sur la profession. Par conséquent, des plans d'action concertés entre les niveaux fédéral et provincial et des négociations ultérieures avec les associations médicales se sont développés. Au début des années 1990, ces plans ont recommandé la réduction du numerus clausus dans les facultés de médecine et du nombre de médecins notamment par la limitation de l'immigration. Récemment, ces plans d'action ont pris en considération les nouvelles recommandations élaborées en 1999 et cherchent à augmenter le nombre de médecins et d'infirmières.

2.2. La régulation de la profession médicale – historique

En **1964**, suite à la demande de soins créée par l'introduction de la couverture maladie dans un bon nombre de provinces, la Commission Hall avait recommandé l'augmentation du nombre de médecins, notamment pour les soins primaires. Ces recommandations comprenaient l'augmentation du numerus clausus et l'ouverture de quatre nouvelles facultés de médecine auprès des universités de Sherbrooke, de McMaster, de Memorial et de Calgary. Elles ont été progressivement mises en place et en 1985, un numerus clausus maximal de 1 835 étudiants avait été atteint. En **1975,** un Comité National pour la force de travail médicale a réitéré l'objectif national qui était de puiser dans les ressources propres pour les futurs besoins en médecins et a recommandé la limitation de l'immigration. La part des médecins à diplôme étranger au Canada est ainsi passée de 30% en 1980, à 23% en 2000. En **1991**, le rapport Barer-Stoddart concluait à un excédent de médecins et recommandait une réduction du numerus clausus de 10%. En 1999, le numerus clausus était tombé à 1 516 étudiants par an. Mais en 1996, l'Association des facultés de médecine du Canada commença à s'inquiéter du fait que le numerus clausus recommandé par le rapport Barer-Stoddart et appliqué par les gouvernements provinciaux, fournisse une offre insuffisante de médecins pour l'avenir. En 1999, le groupe de travail ou « Task Force » établi par le « Canadian Medical Forum » a eu comme objectif l'étude des besoins en médecins à court et long termes. Le rapport intitulé « Physician Workforce » décrit la stratégie recommandée en terme de démographie médicale.

2.3. La profession médicale aujourd'hui

La formation des futurs médecins débute dans une des seize facultés de médecine canadienne par un programme de quatre ans récompensé par un diplôme de « Medical Doctor ». Après l'accomplissement des études postuniversitaires (deux ans pour les généralistes, quatre à sept ans pour les spécialistes), le jeune médecin a le droit d'exercer. Les Collèges des Médecins enregistrent, certifient et régulent la pratique médicale, alors que les associations médicales négocient avec le gouvernement provincial la planification et la rémunération. En ce qui concerne les études médicales, le numerus clausus a diminué depuis la fin des années 1980 pour atteindre le chiffre de 1 516 en 1999. Cette même année, des recommandations ont été faites pour l'augmenter numerus à 2000 étudiants par an. Par ailleurs, environ la moitié des étudiants qui ont obtenu leurs diplômes sont des femmes.

L'Institut Canadien pour l'Information en Santé (ICIS) publie chaque année, en utilisant les données de la Southam Medical Database (SMDB), un rapport sur le nombre et les caractéristiques des médecins exerçant au Canada. Y sont inclus les médecins ayant une pratique clinique et/ou non-clinique à l'exception des internes et des résidents.

Selon cette publication, le nombre de médecins a atteint le chiffre de 57 803 en 2000, soit une densité de 187 médecins pour 100 000 habitants, légère augmentation par rapport à 184 en 1996. Environ 50% sont des généralistes, pourcentage en léger recul ; 29.2% sont des femmes, pourcentage en progression ces dernières années ; et 23% sont des médecins à diplôme étranger. L'âge moyen des médecins était en 2000 de 47.5 ans (46.2 pour les généralistes, 48.8 pour les spécialistes), en hausse par rapport à 46.4 ans en 1996. L'étude de la migration interprovinciale montre que la province d'Ontario attire le plus de médecins alors que les provinces de Newfoundland et Québec perdent le plus de médecins. L'étude de la migration internationale montre qu'en 2000, le nombre de médecins canadiens ayant quitté le Canada (principalement des hommes, jeunes, spécialistes, partant pour les Etats-Unis) était de 420 soit 0.8% du nombre total, alors que celui des médecins canadiens revenant de l'étranger (même caractéristiques) était de 256 soit 0.4% du nombre total. Les politiques récentes visant à retenir dans le pays les médecins canadiens semblent efficaces puisque le nombre de médecins ayant émigré est moins important comparé aux années précédentes. En ce qui concerne les médecins à diplôme étranger, le Canada avait accueilli en 1999 environ 240 médecins.

2.4.Macro-efficience : la démographie médicale

Deux éléments caractérisent actuellement la régulation de la profession médicale : le premier est la création de plans d'action concertés entre les niveaux fédéral, provinciaux et les organisations professionnelles des médecins, dans le but d'impliquer l'ensemble des acteurs et de proposer des recommandations compréhensibles et globales ; Le deuxième est une inquiétude par rapport à une possible pénurie en médecins et infirmières dans les prochaines décennies.

En 1999, la «Canada Medical Forum's Task Force » a construit un modèle fondé sur l'étude des besoins et de l'offre en professionnels de santé et a formulé quatre hypothèses utilisées pour élaborer des recommandations.

Les principaux facteurs déterminant la croissance des besoins en médecins sont l'expansion démographique (estimée à environ 300 000 personnes par an) et le vieillissement de la population (les projections montrent que les personnes de 65 ans et plus vont représenter 16.5% de la population en 2015 contre 12.5% en 1999). Selon Roos (Roos, 1998), il n'y a pas de preuve montrant que le vieillissement de la population surchargera les médecins canadiens, car dans les dernières années une modeste augmentation du nombre de médecins a suffit à compenser une importante croissance de la population âgée. D'autres facteurs influençant la demande sont les progrès de la connaissance médicale, les nouvelles technologies et l'augmentation des attentes de la population.

Le numerus clausus est le principal élément déterminant la future offre en médecins. D'autres éléments, qui pourraient mener à une diminution du temps de travail hebdomadaire, sont le vieillissement de la profession médicale et l'augmentation de la proportion de femmes. Cependant, selon la Canadian Medical Association (CMA), le temps de travail a augmenté ces six dernières années, malgré l'existence de ces facteurs. En tant que sorties, le nombre de médecins quittant chaque année la profession est repris dans une étude britannique et estimé à environ 3.5% du nombre total de médecins. Un dernier élément influençant l'offre est la migration internationale. En 2000, la situation était pratiquement en équilibre, avec 420 médecins canadiens ayant émigré et 496 médecins, canadiens et étrangers, étant rentrés au Canada.

L'analyse de la Canada Medical Forum's Task Force est fondée sur quatre hypothèses :

a. La première est que la densité médicale actuelle (187 médecins pour 100 000 habitants) est optimale et qu'elle devrait être maintenue pour les vingt prochaines années, malgré l'effective pénurie en médecins, identifiée par plusieurs études (Janus Project, Angus Reid Survey etc.)

b. La deuxième est qu'il faudrait satisfaire les besoins en médecins dans une proportion de 80 à 90% par des ressources propres, canadiennes, limitant à environ 10 à 20% le recours à des médecins étrangers.

c. La troisième est qu'environ 3.5% des médecins en activité quittent la profession chaque année. Ceci inclut les départs en retraite, l'émigration et les changements de carrière.

d. La quatrième hypothèse est que la croissance démographique canadienne sera d'environ 300 000 individus par an.

A partir de ces quatre hypothèses, le groupe de travail a calculé les futurs besoins en médecins et a fait deux recommandations principales. La première est d'augmenter le numerus clausus à 2 000 étudiants par an, accompagné d'un financement approprié. La deuxième est d'accroître les efforts afin de retenir et de faire revenir les médecins canadiens. Il y a environ 8 000 praticiens canadiens aux Etats-Unis et parmi eux 2 500 gardent des licences actives au Canada. Cette dernière mesure satisferait de la meilleure manière les critères de la Task Force.

2.5.Micro-efficience

2.5.1. L'efficience productive: la productivité

Afin d'évaluer la productivité, il faudrait identifier et mesurer le résultat de l'activité de la profession médicale par unité de temps. Watanabe (Watanabe, 1999), propose une mesure simplifiée tenant compte du temps de travail hebdomadaire des médecins. Une telle analyse montre que, en comparaison à 1982, la charge de travail des médecins par rapport à la population qu'ils desservent est restée constante, indicateur que d'autres auteurs (Maynard, 2001) considèrent comme le reflet indirect d'une productivité relativement stable durant ces années.

Pour la province de Québec, d'autres auteurs (Bourgueil, 2000), trouvent que la productivité des médecins a diminué à cause des imperfections dans la méthode de rémunération et du fait que les médecins consacrent moins de temps aux soins effectifs des patients. Ainsi, selon une enquête réalisée par la Canadian Medical Association, alors que le temps total de travail est passé entre 1982 et 2000 de 51.5 à 53 heures, le temps dédié aux soins effectifs des patients, a lui diminué de 40 à 35 heures, conséquence de l'augmentation du travail administratif.

2.5.2. L'efficience allocative: la diversité des professions

Il existe peu d'études au Canada sur la demande en médecins, spécialité par spécialité. La proportion de médecins généralistes est de 50% et parmi les spécialistes, la tendance récente observée est une diminution des chirurgiens au profit d'un plus grand nombre de médecins de spécialités médicales.

Par rapport aux infirmières, avec une densité de 187 médecins et 754 infirmières pour 100 000 habitants en 1999, le ratio médecins/infirmières était de 1 sur 4. Des études et la pratique ont montré qu'il serait plus efficient d'employer des infirmières pour des tâches auparavant assurées par des médecins, comme au Québec, où une nouvelle législation permet aux infirmières d'assister les chirurgiens lors des interventions. Cependant, le ratio ne sera pas amené à changer dans le proche avenir car les recommandations faites par Santé Canada dans le rapport « The Nursing Strategy in Canada » étaient d'augmenter le nombre d'infirmières de 10% en 2001, puis encore de 10% en 2006, parallèlement à l'augmentation du nombre de médecins recommandée par le rapport « Physician Supply ».

2.5.3. Le niveau de rémunération

Les données recueillies par l'ICIS représentent les sommes versées par l'assurance maladie aux médecins, au titre des prestations rendues. Elles ne prennent en compte ni les coûts de fonctionnement des cabinets médicaux, ni les rémunérations additionnelles et par conséquent sont différentes des revenus bruts que les médecins perçoivent.

Selon l'étude de l'ICIS, la moyenne perçue par un médecin généraliste exerçant à temps plein et payé à l'acte serait de 209 304 dollars canadiens par an, montant qui a augmenté de 1.38% entre 1996 et 1999. Les spécialistes ont une rémunération plus élevée (258 228 dollars canadiens pour les spécialités médicales et 340 528 pour les spécialités chirurgicales) et en augmentation légèrement plus rapide (2.11% pour les spécialités médicales et 2.71% pour les spécialités chirurgicales durant la même période). La province avec le revenu moyen le plus élevé était Ontario alors que Québec avait le revenu moyen le plus bas parmi les dix provinces, expliquant probablement le flux migratoire inter-provinces.

2.5.4. Les méthodes de rémunération

Les généralistes et les spécialistes du secteur ambulatoire, en tant que prestataires privés exerçant dans des cabinets individuels ou de groupe, sont généralement payés à l'acte, directement par l'assurance maladie provinciale. Les augmentations de prix et depuis peu le budget que chaque médecin doit respecter, donnent lieu à une négociation entre chaque province et les organisations professionnelles des médecins. Par contre, l'établissement du montant pour chaque acte diagnostique ou thérapeutique est délégué à la profession. Cependant, il existe d'autres méthodes de rémunération. Les médecins hospitaliers (les hôpitaux canadiens sont des organisations privées à but non lucratif), sont payés en grande partie par salaire.

Selon le rapport de l'ICIS, environ 60% des médecins seraient rémunérés exclusivement à l'acte, 5% par salaire, 5% par capitation et 20% par une combinaison de ces méthodes. Selon la Canadian Medical Association (CMA), en 2000, 62% des médecins étaient rémunérés exclusivement à l'acte (contre 68% en 1990), 8% par salaire (9.2% en 1990), 4% par capitation et 24% par une combinaison de ces méthodes.

Dans le même questionnaire, la CMA interrogeait les médecins sur leurs préférences : seul le paiement par salaire a gagné du terrain (23% de préférences en 2000 contre 18% en 1995) probablement à cause de la féminisation du corps médical. Par ailleurs, les jeunes médecins préfèrent plutôt les méthodes mixtes alors que les médecins plus âgés préfèrent le paiement à l'acte.

3. L'Australie

3.1. La régulation de la profession médicale dans le système de santé australien

L'Australie, fédération composée de six états et de deux territoires comptant environ 19 millions d'habitants, a un système de santé caractérisé par la coexistence du public et du privé dans le financement et la prestation des soins. Administré par la « Health Insurance Commission », le système public universel de couverture maladie nommé « Medicare » a commencé à être opérationnel à partir de 1984 et assure l'accès à des soins ambulatoires et hospitaliers publics. Dans le cadre de ce programme, le ministère fédéral de la santé, le « Commonwealth Department of Health and Aged Care » assure le financement des services médicaux « Medicare Benefits Schedule » et des médicaments choisis au remboursement « Pharmaceutical Benefits Scheme », alors que le gouvernement de chaque état agit en même temps en tant qu'acheteur et prestataire de soins. A ce système d'assurance publique, s'ajoute un système d'assurances privées complémentaires couvrant un nombre significatif de personnes.

Le gouvernement fédéral est responsable de la planification d'une offre adéquate en médecins, appuyé par deux institutions : l'Australian Institute for Health and Welfare (AIHW) et l'Australian Medical Workforce Advisory Committee (AMWAC). D'autres acteurs sont impliqués dans ce processus, comme l'Australian Medical Council (AMC) ou l'Australian Medical Association (AMA). En revanche, les autorités sanitaires de chaque Etat et Territoire sont responsables d'une planification locale, comme par exemple de déterminer les fonctions et les tâches des différents professionnels de santé.

3.2. La régulation de la profession médicale – historique

Excepté les travaux de certains chercheurs (Scotton, 1967) ou d'organisations médicales (AMA, 1968), peu d'importance avait été accordée jusqu'au début des années 1970 à la planification de la profession médicale en Australie. En **1973,** le rapport Karmel recommandait l'augmentation du numerus clausus et la création de deux nouvelles facultés de médecine (Newcastle et Townsville) en estimant à environ 1 560 le nombre d'étudiants qu'il faudrait former chaque année. Dans les années **1980**, le rapport Sax, dans un contexte économique et démographique différent, a révisé à la baisse les besoins en professionnels de santé. En **1988,** le rapport Dohery notait le surnombre de médecins généralistes dans les zones urbaines et conseillait le contrôle plus étroit de la démographie médicale. Il attirait aussi l'attention sur le manque de données dans ce domaine et recommandait la création du Medical Workforce Data Review Committee (MWDRC), établi en 1991. En même temps, l'AIHW avait commencé à développer un questionnaire pour l'enquête annuelle des médecins. En 1994, tous les niveaux du gouvernement acceptèrent l'idée qu'une approche globale de la planification de la profession médicale était nécessaire. Par conséquent, **1995** voit la création de l'Australian Medical Workforce Advisory Committee (AMWAC) constitué par des représentants des différents acteurs du système de santé. Son rôle est de conseiller le ministère fédéral dans l'élaboration d'une planification stratégique, en utilisant l'information fournie par l'AIHW.

3.3. La profession médicale aujourd'hui

L'éducation des futurs médecins débute dans une des onze facultés de médecine australiennes, par un programme de quatre ans récompensé par le diplôme de « Bachelor of Medicine and Bachelor of Surgery » (MBBS). Une année supplémentaire en tant que « Hospital Medical Officer » achève la formation générale, qui peut être suivie par une spécialisation. Les étudiants en médecine sont aujourd'hui plus âgés et ont une provenance socio-économique, ethnique et géographique plus large qu'il y a vingt ans. La moyenne d'âge en début d'études est passée de 18,8 ans en 1998 à 21,5 ans en 1999. Il y a aussi une proportion croissante de femmes. Selon le AIHW, parmi les 1 400 étudiants ayant reçu chaque année leur MBBS entre 1993 et 1998, il y avait en moyenne 46% de femmes, ce pourcentage a même atteint 52% en 1999.

Les médecins, qu'ils soient généralistes ou spécialistes, peuvent travailler dans les deux secteurs, ambulatoire et hospitalier. Le conseil médical de chaque état ou territoire renouvelle chaque année l'enregistrement des médecins. A partir des données d'enregistrement, l'AIHW produit une photographie de la situation au niveau national. Selon l'enquête de l'AIHW, en 1998 il y avait 46 078 médecins cliniciens (densité de 245 médecins / 100 000 habitants). Parmi eux, quatre classes sont identifiées par l'AIHW : 45.3% sont des médecins généralistes travaillant en ambulatoire, 35.8% sont des spécialistes, 9.7% des internes en spécialisation et 9.3%, des médecins non-spécialistes travaillant à l'hôpital. Environ 28% des médecins sont des femmes, une augmentation par rapport à 25% en 1993. Les hôpitaux publics emploient 20 853 médecins (dont 51% de spécialistes) alors que les hôpitaux privés emploient 6 249 médecins (dont 60% de spécialistes). En terme d'activité, le nombre moyen de consultations en ambulatoire était de 10.9 par habitant et par an, dont la moitie chez le généraliste. Le temps de travail hebdomadaire était de 48.8 heures (45 pour les généralistes, 51 pour les spécialistes). L'âge moyen des médecins australiens est de 46 ans. En terme de migration, 9 873 médecins à diplôme étranger travaillaient en 1998 en Australie, représentant environ 20.4% du nombre total de médecins. En 1998-99, 408 médecins étrangers ont immigré en Australie alors que 232 médecins australiens avait émigrés vers d'autres pays.

Durant la même année, 2 224 médecins étrangers avaient immigrés en Australie pour occuper des emplois temporaires.

3.4. Macro-efficience : la démographie médicale

Comme il a été déjà rappelé, le ministère fédéral de la santé est responsable de la planification de la profession médicale, assisté par le AIHW et le AMWAC. Ce dernier a élaboré en 1996 un rapport intitulé « Australian Medical Workforce Benchmark » concluant à un surnombre de médecins généralistes dans les zones urbaines, à une pénurie dans les zones rurales et à une insuffisance générale de médecins dans les hôpitaux. Plus récemment, il a élaboré un document étudiant l'offre et la demande en professionnels de santé ainsi que plusieurs rapports réalisant des analyses par sous-groupes (ex : médecine générale). L'AMWAC propose une méthodologie qui adapte l'offre aux besoins de la population.

Afin d'évaluer les besoins actuels et futurs, le Comité identifie d'abord les facteurs déterminant la demande de soins et implicitement de médecins. Ces facteurs sont la croissance démographique, le vieillissement de la population, l'augmentation du revenu réel des ménages, l'amélioration de l'accès aux services de santé, l'élargissement des possibilités thérapeutiques pour un nombre croissant de maladies et l'augmentation des attentes de la population. L'augmentation du nombre de consultations par an et habitant qui est passé de 7.9 en 1986 à 10.9 en 1999, reflète partiellement ces changements dans la demande.

Afin d'évaluer l'offre de soins, le Comité identifie les facteurs susceptibles de modifier le nombre de médecins : son augmentation (les facultés de médecine, l'immigration), sa diminution (retraite, émigration) et la modification de ses caractéristiques (féminisation et vieillissement du corps médical, les changements de productivité)

Dans la phase suivante, l'AMWAC analyse les différences entre besoins et offre, en utilisant un logiciel informatique et en introduisant des variables indiquant si la main d'œuvre médicale est en excédent, en équilibre ou en déficit. Ces indicateurs sont la densité des médecins, les prix des services médicaux, le revenu des médecins, l'existence et le niveau du chômage parmi les médecins et l'existence ou non de listes d'attente pour les patients.

Les principales recommandations ont comme cible, le numerus clausus et la régulation des flux migratoires, spécialité par spécialité. Par exemple, pour la médecine générale, il est prévu de former chaque année entre 450 et 570 nouveaux médecins, chiffre variable en fonction de l'immigration. Cette décision a été basée sur une estimation de croissance de la demande d'environ 1.13% par an pour les dix prochaines années.

3.5. Micro-efficience.

3.5.1. L'efficience productive : la productivité

Selon certains auteurs (Harding et Conn, 1999), la productivité des médecins devrait idéalement être définie en termes d'amélioration de l'état de santé. Ils l'ont étudiée séparément pour la médecine générale, la médecine spécialisée ambulatoire et la médecine hospitalière.

Il est difficile de mesurer l'augmentation de la productivité pour la médecine générale, discipline plus cognitive et fondée sur la relation médecin-patient qui a des opportunités limitées pour les gains de productivité technologiques. Néanmoins, les auteurs identifient certains facteurs qui, selon eux, augmenteraient la productivité : le développement de cabinets de groupe menant à certaines économies d'échelle, la substitution des médecins généralistes par des infirmières pour un nombre limité et bien défini de tâches et la mise en œuvre du « Practice Incentive Program » (voir infra). Inversement, l'accroissement de la proportion des patients consultant plusieurs médecins du fait du travail partiel de ces derniers, pourrait avoir mené à une baisse de productivité des médecins généralistes.

En revanche, les gains de productivité sont plus facilement mesurés et sont effectivement obtenus dans les spécialités utilisant plus souvent des procédures techniques. L'augmentation de la proportion des chirurgies de jour et la diminution de la durée moyenne de séjour suggèrent une amélioration de la productivité dans les hôpitaux, particulièrement dans les secteurs chirurgicaux.

3.5.2. L'efficience allocative : la diversité des professions

Avec une densité de 245 médecins et 1 032 infirmières pour 100 000 habitants en 1998, le ratio médecins/infirmières est de 1 sur 4. Pendant les dix dernières années, la densité des médecins a augmenté de 235 à 245, alors que la densité des infirmières a baissé de 1 171 à 1 032, soit une modification du ratio en faveur d'une plus grande proportion de médecins.

La profession médicale a une position divisée par rapport aux récents plans autorisant les infirmières à prescrire des médicaments et à traiter des blessures mineures dans les zones où existe une pénurie en médecins. New South Wales est le premier état ayant autorisé 40 infirmières à remplir certaines tâches relevant habituellement d'un médecin. Ce mouvement, soutenu par le Royal Australian College of General Practitioners, suit plusieurs années de lobbying par les organisations professionnelles des infirmières qui le voient comme une formalisation d'une pratique courante.

3.5.3. Le niveau de rémunérations

Selon Scotton (1999), qui a estimé le niveau de payement des médecins en utilisant des données du Bureau Australien des Statistiques, le revenu net d'un médecin généraliste travaillant à plein temps variait en 1995 entre 84 000 et 94 000 dollars australiens, représentant la moitie par rapport aux spécialistes dont le revenu variait entre 164 000 et 184 000 dollars australiens par an.

Selon l'AIHW, deux sources de données pourraient être utilisées afin de connaître le niveau de rémunération des médecins australiens : une enquête biannuelle réalisée par l'ABS (groupe 231 dans la classification par occupations – ASCO) et quelques données détenues par le ministère fédéral de la santé concernant les médecins généralistes, non accessibles pour cette étude.

3.5.4. Les méthodes de rémunération

Les médecins généralistes et spécialistes du secteur ambulatoire, en tant que prestataires privés exerçant dans des cabinets individuels ou de groupe, sont rémunérés presque exclusivement à l'acte par l'assurance publique Medicare. Chaque médecin détermine librement le prix de sa consultation, Medicare établit seulement le montant qui sera remboursé aux assurés. Il existe deux systèmes de remboursement : avec le premier, « bulk billing » il n'y a pas de ticket modérateur, le médecin est payé directement par Medicare ; Avec le second, le patient paie la consultation et se fait ensuite rembourser, au moins partiellement, par Medicare. En général, le prix de la consultation est plus élevé pour les spécialistes que pour les généralistes.

Depuis peu de temps, le ministère fédéral de la santé tente d'augmenter l'efficience et la qualité des soins à travers des changements dans la méthode de paiement. Le « Practice Incentives Program » (PIP) est un système appliqué à la médecine générale. Des sommes d'argent supplémentaires sont allouées pour les cabinets de groupe, les cabinets installés en zone rurale ou les cabinets informatisés.

Dans les hôpitaux, les médecins sont rémunérés par un système mixte, salaire et paiement à l'acte. Ce système est plus orienté vers un paiement à l'acte dans les hôpitaux privés et vers une rémunération par salaire dans les hôpitaux publics.

4. La France

4.1. La régulation de la profession médicale dans le système de santé français

Le système de santé français, de type bismarckien, a été mis en place progressivement après la deuxième guerre mondiale. Il se caractérise par une couverture universelle assurée par la branche maladie de la sécurité sociale, élément du système plus étendu de protection sociale.

Plusieurs régimes d'assurance coexistent, basés sur l'appartenance aux différentes catégories socioprofessionnelles. Le régime général, couvrant environ 80% de la population, est financé principalement par des cotisations sociales assises sur le travail, versées par les employeurs et les employés, ainsi que par une contribution sociale généralisée à l'ensemble des revenus. Les patients ont le choix du médecin et participent directement au financement du système à travers le ticket modérateur.

Ce système public est complété par un système d'assurances complémentaires, à but non lucratif (les mutuelles) ou à but lucratif (les compagnies privées d'assurance), qui prennent généralement en charge le ticket modérateur ou certains des soins non couverts par l'assurance maladie.

Un système de prise en charge résiduel, financé par la solidarité publique, couvre les personnes qui ne seraient pas couverts par ailleurs sur une logique d'affiliation socioprofessionnelle.

Les principaux acteurs impliqués dans la planification de la profession médicale sont le ministère de la santé et de la famille, les organismes de protection sociale participant au financement du système et les organisations professionnelles qui accordent ou limitent l'autorisation d'exercer. Cette planification se fait au niveau national et donne lieu à de nombreux débats entre les acteurs ayant des intérêts parfois divergents. Un arrêté ministériel fixe chaque année et pour chaque faculté, le nombre d'étudiants admis en deuxième année d'études médicales ou *numerus clausus*.

4.2. La régulation de la profession médicale en France – historique

Après une période de forte croissance des effectifs et de rajeunissement du corps médical jusqu'à la fin des années soixante-dix, on observe depuis quelques années les effets de l'abaissement progressif du numerus clausus : la décélération de l'évolution des effectifs médicaux et la diminution de la proportion des médecins les plus jeunes au profit des médecins de plus de 45 ans.

Entre 1965 et 1971, le nombre d'étudiants admis chaque année dans les facultés de médecine était compris entre 8 000 et 9 000. L'instauration en 1971 du numerus clausus a le mérite d'avoir introduit l'outil de régulation, même si son efficacité initiale était réduite puisqu'il a fallu attendre presque dix ans pour voir à partir de 1980 une diminution significative de cet effectif.

La crainte d'un excès d'offre médicale a conduit à abaisser le numerus clausus progressivement à partir de 1980 pour arriver en 1993 à un chiffre minimum de 3 500 étudiants. Du fait de la pénurie en médecins prévue pour 2010-2015, une augmentation est opérée depuis, avec un numerus clausus qui est passé à 4 100 étudiants en 2001 et à 4 700 en 2002.

4.3. La profession médicale aujourd'hui

En 1997, environ 1,7 millions de personnes exerçaient leur activité principale, à titre libéral ou salarié, dans le secteur de la santé, qui employait 7,4% de la population active totale (Duriez, 1999). Les personnels de santé, représentant un peu plus de la moitié des effectifs, y jouent un rôle primordial.

Pour ce qui est des soins ambulatoires, les professionnels et les structures relèvent majoritairement du secteur privé. Au contraire, le secteur public prédomine en matière d'hospitalisation et de programmes collectifs.

L'exercice professionnel est réglementé par le Code de la santé publique. Pour certaines professions (médecins, chirurgiens-dentistes, sages-femmes, pharmaciens) un Ordre garantit le respect de l'éthique professionnelle et accorde l'autorisation d'exercer.

La formation des médecins est assurée dans les facultés de médecine rattachées aux hôpitaux universitaires qui fonctionnent sous la responsabilité de l'Etat. L'accès aux études médicales est ouvert à tous les bacheliers de l'enseignement général, mais le numerus clausus limite l'admission en seconde année. Les études comportent un enseignement commun réparti sur six années, puis la formation se différencie entre les généralistes (trois années supplémentaires) et les spécialistes (quatre à cinq années supplémentaires)

Les médecins exercent principalement des activités de soins, mais aussi des activités complémentaires, telles que la recherche, l'enseignement et l'administration de la santé. Ils doivent être titulaires du doctorat en médecine et inscrits au tableau de l'Ordre des médecins. Malgré l'existence d'équivalences avec les diplômes délivrés dans d'autres pays de l'Union Européenne, seule une faible minorité de médecins pratiquant en France provient d'autres pays européens.

La "Direction de la recherche, des études, de l'évaluation et des statistiques" (DREES) du ministère chargé de la santé, a élaboré une estimation unique du nombre de médecins à partir de trois différentes sources. Selon cette estimation, il y avait en janvier 2000 environ 197 000 médecins en activité, soit une densité de 331 médecins pour 100 000 habitants (contre 130 en 1970). Le taux de croissance de la population médicale diminue depuis l'introduction du numerus clausus. Entre 1990 et 2000 cette augmentation a été de 12% pour l'ensemble des médecins, 3% pour les généralistes et de 22% pour les spécialistes. Les médecins se répartissent entre 99 253 spécialistes (51%) et 94 747 généralistes (49%). Globalement, le pourcentage de médecins travaillant dans le secteur libéral est de 60%, 50% pour les spécialistes et 70% pour les généralistes. L'âge moyen, en augmentation, est de 46 ans, 45 ans pour les généralistes, 47 ans pour les spécialistes. Un autre phénomène marquant est la féminisation du corps médical, les femmes représentant désormais 36% du nombre total de médecins.

Par ailleurs, la disparité entre les régions reste un problème d'actualité, même s'il a perdu en intensité. Dans les quinze dernières années, les régions ayant une forte densité médicale ont connu une croissance moins importante des effectifs.

4.4. Macro-efficience : la démographie médicale

Suivant une période pendant laquelle la préoccupation des décideurs avait été la pléthore médicale, le récent regain d'intérêt pour la démographie médicale a comme origine la crainte d'une possible pénurie en professionnels de santé dans les prochaines décennies. Deux autres problèmes sont le déséquilibre entre les différentes spécialités et les inégalités géographiques avec la faible attractivité des zones rurales. En sont témoins les deux rapports élaborés par le Ministère de l'Emploi et de la Solidarité en 2001, le très récent rapport Berland, ainsi que les publications d'organismes comme le CREDES, CSDM, URCAM.

Selon le rapport de la Direction Générale de la Santé (DGS), la démographie médicale et son adaptation constituent un enjeu majeur de santé publique. Pour l'aborder, il faudrait d'abord trouver un « juste » niveau et se positionner sur ces objectifs actuels et à venir. Il s'agit ensuite de proposer des solutions pour adapter la démographie médicale en fonction du diagnostic posé.

Cette notion de «justesse» doit tenir compte des critères d'équité, d'efficience et de qualité qu'on souhaite pour le système de santé. Adapter la démographie médicale en réponse aux besoins serait alors un objectif séduisant, mais en grande partie utopique. D'autres voies permettent néanmoins de prendre en compte la notion de besoin, comme la capacité à répondre aux demandes d'urgence et les délais d'attente pour les interventions programmées. En dernier lieu, la situation dans d'autres pays peut apporter un élément de comparaison, sachant que certains d'entre eux sont en situation de pénurie ou excédent reconnus.

Comme résultante de ce processus de recherche, le rapport semble retenir comme optimale, une densité de 242 médecins pour 100 000 habitants. On peut noter que ceci est inférieur à la densité actuellement observée qui s'accompagne de pénuries dans certaines régions et dans les zones rurales.

Plusieurs phases sont ensuite décrites :

1. Réaliser des projections sur les effectifs futurs en partant de la situation actuelle et en retenant les hypothèses d'un numerus clausus et d'un rapport généralistes/spécialistes inchangés. Le CREDES, synthétisant les résultats des trois études effectuées par la DREES, CSDM et INED, conclut à une diminution de l'effectif des spécialistes à partir de 2005 et des généralistes à partir de 2010, avec une diminution globale du nombre de médecins de l'ordre de 15% à 20% à l'horizon 2020. L'objectif de ces projections est de renseigner sur les conséquences de la politique actuelle et de fixer une base de départ pour les adaptations à venir.

2. Prendre en compte l'évolution de la demande de soins et implicitement de médecins. Il s'agit principalement de l'augmentation de la population générale, de 7% d'ici vingt ans selon les projections de l'INSEE, et du vieillissement de la

population. D'autres éléments vont influencer la demande, comme l'évolution de la morbidité, le progrès technologique, des attentes croissantes de la population, ou la progression du pouvoir d'achat. Ces facteurs détermineront une augmentation de la demande en professionnels de santé.

3. Prendre en compte l'offre de soins et les facteurs qui l'influencent, sous ses deux aspects :

- L'aspect quantitatif étudie les flux d'entrée et de sortie déterminant le nombre total de médecins faisant partie du corps médical.

a) Les entrées se font par le numerus clausus et par le recours à des médecins à diplômes étrangers. La perspective de flux migratoires importants au sein de l'Union Européenne même élargie semble peu réaliste. En 1998 il y avait en France 2 300 médecins à diplôme européen, la moitié obtenue en Belgique, et il n'y a pas eu de migration en provenance d'Espagne ou d'Italie, pays où existe actuellement un chômage médical. Concernant les pays de l'Europe orientale candidats à l'adhésion, la réduction de l'écart de développement avec l'Ouest dans les dix ans à venir réduira les tendances migratoires. Le débat reste néanmoins ouvert car les statistiques n'englobent pas les médecins à diplôme étranger exerçant dans les hôpitaux sous des statuts divers. De fait, la plupart des médecins étrangers sont souvent originaires de pays francophones non européens et exercent dans des conditions qui ne sont pas toujours pleinement reconnues.

b) Les sorties sont représentées par l'abandon en cours d'études estimé à environ 5% et par les départs en retraite. Ceux ci ont fait en France par le passé l'objet d'une politique incitative, le *mécanisme d'incitation à la cession d'activité* (MICA), prévu par les textes de 1996, appliqué à partir de 1997 et abandonné depuis.

- L'aspect qualitatif étudie l'évolution des comportements des professionnels de santé. Trois tendances se feront sentir dans les prochaines années: la réduction du temps de travail des médecins sous l'effet du passage aux 35 heures, le vieillissement de la population de médecins et la féminisation accrue du corps médical, qui vont influencer directement le type de pratique, le mode et le lieu d'exercice.

En prenant en compte ces éléments, trois scénarii sont proposés pour la densité médicale : une densité de 314, proche de celle constatée aujourd'hui, une autre de 214, proche de celle observée au Royaume-Uni et au Canada, pays où la pénurie en médecins est reconnue, et une troisième de 242 médecins pour 100 000 habitants, recommandée comme objectif réaliste pour la France.

La réflexion porte ensuite sur les solutions à mettre en œuvre afin d'atteindre le plus rapidement possible cet objectif. Le principal levier d'action retenu est le numerus clausus, présentant des avantages mais aussi des inconvénients liés au long délai d'action. En effet, 9 ans sont nécessaires pour que l'impact sur le flux d'entrée se fasse sentir, 15 ans pour voir un effet sur la démographie médicale. Les projections montrent qu'avec un numerus clausus fixé à 5 300, la densité de 242 pourrait être atteinte en 2025.

Atteindre une densité médicale d'équilibre est un objectif souhaitable, mais il faut analyser aussi le chemin qui y conduit. La particularité française réside dans les politiques extrêmes conduites dans le passé : dans les années 1970, un numerus clausus d'environ 8 500 étudiants a conduit à un excédent en médecins dans les années 1990. A l'opposé, un numerus clausus d'environ 3 700 durant les années 1990, pourrait conduire à une pénurie de médecins vers 2015. Afin de « lisser »la courbe démographique, les solutions évoquées sont une remonté rapide du numerus clausus ou le recours aux médecins étrangers pendant cette période. Le choix entre les deux méthodes n'est pas neutre, puisque mettre en situation d'échec des étudiants souhaitant devenir médecins pour tabler sur une immigration ultérieure peut sembler paradoxal. Des méthodes alternatives pourraient jouer sur des incitations au maintien à l'activité et à la prolongation de la vie active, parallèle à celle qui sera requise par ailleurs.

Par ailleurs, la détermination du nombre de postes d'internes proposé au concours, par spécialité et par région, complète ce dispositif.

4.5. Micro-efficience

4.5.1. L'efficience productive : la productivité

La notion de productivité correspond à la maximisation du résultat obtenu avec une quantité donnée de facteurs de production. Pour la profession médicale cela se traduirait par maximiser l'état de santé, par rapport à un certain temps de travail fourni.

Selon la DREES, après une diminution de la durée hebdomadaire de travail déclarée par les médecins à l'enquête Emploi durant les années 80, celle-ci augmente depuis 1992 (de 48h en 1992 à 52h en 2000), malgré la féminisation croissante du corps médical et le développement du temps partiel.

En 1996, la consommation moyenne par habitant a été estimée à 8,1 séances chez un médecin, dont 5 chez un généraliste. Ceci signifie qu'un généraliste effectue en moyenne 4 700 actes par an dont 3 300 consultations et 1 200 visites. L'activité moyenne des spécialistes est, avec 3 900 actes, inférieure de 18% à celle des omnipraticiens.

Au niveau des prescriptions pharmaceutiques, 90% des actes d'omnipraticien et 64% de ceux des spécialistes donnent lieu à une prescription de 3,1 et respectivement 2,3 produits pharmaceutiques différents par ordonnance. En 1992, le prix d'une ordonnance prescrite par un généraliste s'élevait à 259 F, ce qui correspond au double du prix moyen de la séance.

Le nombre de consultations effectués par un médecin n'est pas un bon indicateur de performance. Au-dessus d'un certain nombre de consultations par jour, la qualité diminue à cause du temps insuffisant consacré à l'examen du patient et de la fatigue du praticien. D'ailleurs, il faudrait savoir si l'acte est médicalement justifié, s'il ne s'agit pas d'un aléa moral du consommateur ou d'une demande induite du prestataire de soins. Les données montrent que la demande spontanée des malades constitue un peu plus de la moitié des séances de médecin (52% globalement mais 65% pour les généralistes et les pédiatres). Le reste de l'activité correspond à des retours recommandés par le médecin lui-même dans le cadre de la surveillance des traitements (35% des séances) ou à des services prescrits par un confrère (4%).

Ceci démontre la difficulté d'appréhender la productivité de la profession médicale, due principalement à la difficulté à définir les outputs du processus de soins. Néanmoins quelques pistes montrent que les cabinets de groupe et l'emploi de personnel paramédical permettraient des gains d'efficience, au détriment probablement d'une égalité d'accès géographique.

4.5.2. L'efficience allocative : la diversité des professions

Plusieurs catégories de professionnels de santé contribuent au processus de soins. Il y a principalement les médecins, généralistes et spécialistes, et les infirmières. Les soins pourraient être assurés avec plus de médecins ou avec plus d'infirmiers. Parmi les différentes possibilités, l'efficience allocative implique le choix de la meilleure combinaison entre les différentes catégories de personnel, en terme de coût et d'efficacité. Ce transfert de compétences est synonyme d'une substitution possible entre les catégories de personnel soignant.

Parmi les médecins il y a 49% de généralistes et 51% de spécialistes, une situation inversée par rapport à il y a dix ans. La répartition entre les différentes spécialisations rend l'analyse encore plus difficile. En France, ce problème est abordé à travers le nombre de postes ouverts chaque année au concours d'internat, par arrêté et après avis de la Commission nationale des études médicales (CNEM). L'individualisation de filières spécifiques par le décret du 20 avril 1999 et l'idée de créer des passerelles entre spécialités sont le résultat d'une réflexion sur le sujet. D'autres éléments liés à l'organisation générale du système de santé, comme le rôle du médecin référent ou la méthode de rémunération doivent être pris en considération.

Le rapport du nombre de médecins au nombre d'infirmiers retrouve un ratio proche de 1 médecin pour 2 infirmières, en faveur d'un plus grand nombre de médecins par rapport aux autres pays étudiés.

Substituer des médecins généralistes par des infirmiers, au cabinet ou au domicile pour certaines taches précises, pourrait être une solution intéressante surtout pour la prise en charge des personnes âgées atteintes de maladies chroniques et nécessitant des soins de proximité.

4.5.3. Le niveau de rémunération

Selon la DREES, en 1998 le revenu moyen net de charges professionnelles provenant de la seule activité libérale des médecins variait selon les disciplines, de 310 000 pour les pédiatres à 1 million de francs pour les radiologues. La moyenne pour l'ensemble des médecins était de 421 000 francs, 527 000 pour l'ensemble des spécialistes et 333 000 francs pour l'ensemble des généralistes.

Selon la même source, les médecins libéraux supportent, d'une spécialité à l'autre, des taux de charges relativement homogènes, autour de 45-50%. Cinq groupes de spécialités sont distingués par la DREES, depuis les généralistes, les pédiatres et les psychiatres qui ont à la fois des honoraires et des charges faibles, jusqu'aux radiologues qui conjuguent revenus et charges élevés. A l'intérieur de chacune des spécialités, les dispersions individuelles d'honoraires, de charges et de revenus provenant de l'activité libérale varient avec les modes d'exercice et les caractéristiques des médecins.

Concernant les praticiens hospitaliers, la rémunération brute annuelle de base se situe en 2000 entre 253 000 francs (1er échelon) et 532 000 francs (13eme échelon). Récemment, une prime incitant la pratique uniquement hospitalière a été instaurée. Cette catégorie ne nécessite pas d'investissement initial ni subséquent ni en matériel. La nomination comme praticien hospitalier suppose cependant souvent plusieurs années de pratique et/ou de recherche à des niveaux de revenu faibles.

4.5.4. Les méthodes de rémunération

La méthode de rémunération est différente selon le mode d'exercice, public ou privé.

Le secteur public est représenté par un petit nombre de centres de santé assurant des soins ambulatoires primaires et secondaires, et par les établissements hospitaliers publics. Les médecins, généralistes ou spécialistes y travaillant sont rémunérés généralement par salaire à l'hôpital et à l'acte dans les centres de santé. Cependant, des médecins privés exercent également à l'hôpital public en étant rémunérés à la vacation.

Le secteur privé est représenté par les généralistes et les spécialistes exerçant en cabinets de ville et par les spécialistes des cliniques privées. De plus, les praticiens hospitaliers à plein temps du secteur public peuvent avoir une certaine activité libérale au sein de l'établissement public. La pratique libérale est rémunérée à l'acte. Le montant des consultations ou gestes techniques est fixé dans le cadre des « conventions », accords négociés entre l'assurance maladie et les responsables syndicaux des différentes professions. Ces conventions n'entrent en vigueur qu'après approbation par arrêté interministériel. Depuis la convention de 1980, certains médecins conventionnés peuvent choisir peuvent choisir un « secteur 2 à honoraires libres », possibilité fortement restreinte aujourd'hui.

Pour l'avenir, sans revenir dans un premier temps sur le mode de rémunération à l'acte, il est possible selon le rapport de juillet 2000, coordonné par le Pr. Escat, de jouer sur la nomenclature pour favoriser telle ou telle spécialité, et en général une activité équilibrée par rapport aux besoins. La CNAMTS et le CREDES participent à l'élaboration d'une nouvelle hiérarchisation et tarification des actes médicaux.

Il existe des réflexions sur l'introduction de nouvelles méthodes de rémunération (forfaitaire par exemple) complétant l'actuel système de payement à l'acte et favorisant une prise en charge pluridisciplinaire et coordonnée des malades dans le cadre de réseaux de soins. La mise en pratique est cependant très délicate et souvent problématique.

III. Discussion

Deux sujets prêtent à discussion dans cette étude. Le premier concerne la méthodologie suivie, le choix des critères d'évaluation et des pays, ainsi que l'exhaustivité des données recueillies et leur comparabilité. Le deuxième analyse les résultats obtenus, leur interprétation en fonction du contexte propre à chaque pays et l'utilité des comparaisons internationales en termes de politique de santé.

1. La méthodologie de l'étude

Depuis quelques décennies, les techniques diagnostiques et thérapeutiques sont de plus en plus efficaces, mais aussi de plus en plus coûteuses. Les dépenses de soins représentent une part croissante du PIB des pays de l'OCDE, affectant leur équilibre économique. Par conséquent, l'ensemble des systèmes de santé s'efforce de devenir plus efficients, de maximiser le résultat obtenu avec les dépenses engagées. La profession médicale, principal facteur de production de soins, constitue un élément déterminant pour l'efficience d'un système de santé.

Les quatre pays étudiés sont relativement semblables, tous développés, parmi les plus riches de la planète et avec des systèmes de financement à dominante publique. Cependant, leurs systèmes de santé ont des particularités quant au financement et à la prestation des soins, propres au contexte socio-économique de chacun.

Comparer la démographie et les caractéristiques des médecins seraient en théorie facile, car la profession médicale est bien identifiée dans tous les pays. En pratique, les domaines d'activité (ambulatoire/hospitalière) et les modalités d'exercice (privé/public) varient. De plus, certaines catégories de médecins sont recensées dans les statistiques d'un pays, mais pas dans celles d'un autre. L'équipe d'Eco Santé OCDE, qui tente d'harmoniser et de collecter toutes ces informations disparates, réussi cependant à produire une base de données comparatives publiée chaque année.

2. Résultats de l'étude

L'analyse des indicateurs de la profession médicale devrait tenir compte du contexte socio-économique et politique de chaque pays. Le tableau ci-dessous présente ces principaux indicateurs en date de l'année 2000 :

	Royaume-Uni	Canada	Australie	France
Population totale	59,7 millions	30,7 millions	19,1 millions	59,3 millions
PIB/habitant en PPA	23 900 $	28 100 $	26 100 $	23 200 $
Dépenses de santé en % PIB (1998)	6,8%	9,3%	8,6%	9,4%
Nombre de médecins/100 000 habitants	180	210	245	331
Pourcentage de médecins généralistes	30%	50%		50%
Pourcentage de médecins femmes	33,10%	29,80%	27,80%	34,60%
Ratio médecins/infirmières	1/3	1/4	1/4	1/2
Dernier numerus clausus recommandé et atteint	5 600	2 000	1 500	5 100
Numerus clausus/100 000 habitants	93.8	65.1	78.5	86.0
Rémunération annuelle moyenne (PPP) des médecins généralistes	69 505 $		68 367 $	50 677 $
Méthode principale de rémunération des médecins généralistes	Capitation	A l'acte	A l'acte	A l'acte

PPA = parité du pouvoir d'achat
PIB = produit intérieur brut

a) Considérations pour chaque pays étudié :

Au Royaume-Uni, la proportion du PIB allouée au secteur de la santé est moins importante que dans les autres pays. Ceci s'explique en partie par le faible nombre de médecins, mais probablement aussi par le mode de financement du système – négociation annuelle lors de la discussion du budget au parlement – et par la recherche traditionnelle d'efficience dans les dépenses publiques. Depuis l'après-guerre, ce pays a augmenté progressivement le nombre de médecins. Actuellement en état de « pénurie programmée », il a néanmoins le plus grand numerus clausus pour 100 000 habitants parmi les quatre pays. Les rapports successifs de la MWSAC ont constitué des précurseurs dans ce domaine, sources d'inspiration pour des pays comme le Canada ou l'Australie. La méthode de rémunération par capitation, complétée par un payement à l'acte pour les services que le gouvernement veut favoriser, semble satisfaire en même temps les patients et les médecins.

Le Canada, bien que dépensant largement plus pour la santé, a une densité médicale supérieure de 15% de celle du Royaume-Uni. Ce niveau de dépenses pourrait s'expliquer par le mode de financement (cotisations sociales versus impôt pour le Royaume-Uni), mais aussi en partie par le niveau de vie plus élevé, les soins étant un bien pour lequel l'élasticité par rapport au revenu est positive et supérieure à 1. En effet, il est reconnu que le principal déterminant du niveau de dépenses de santé d'un pays est son PIB par habitant (Kanavos, McKee, 1998). Ceci s'explique également par le coût plus élevé des inputs médicaux, travail et capital, en Amérique du Nord. Pour la démographie médicale, le Canada projette de maintenir pour les prochaines années la même densité médicale, avec comme conséquence, le plus faible numerus clausus pour 100 000 habitants parmi ces quatre pays.

Il n'y a pas de difficultés majeures en Australie, en dehors des inégalités géographiques entre les centres urbains et les zones rurales. Depuis déjà plusieurs années, il existe des systèmes d'information performants et des organismes qui analysent les besoins spécialité par spécialité, en étudiant finement l'offre et la demande en médecins. Le système assure aux patients le libre choix des médecins et aux médecins le libre choix de leur tarif et de leur modalité de pratique. En même temps, les nouvelles méthodes de rémunération incitent les médecins généralistes à améliorer leur productivité.

En France, la densité médicale plus importante peut être reliée au fait que malgré un PIB par habitant inférieur de 18% à celui du Canada, la part relative des dépenses de santé est identique. En termes de démographie, le numerus clausus a connu deux extrêmes dans le passé : pendant les années 1970-1980, un numerus clausus d'environ 8 000 étudiants a produit une « pléthore » médicale dans les années 1990 ; au début des années 1990, un numerus clausus d'environ 3 700 étudiants produira probablement une pénurie vers 2015. La remonté rapide opéré par les autorités depuis deux ans a comme but de palier à cette pénurie, qui en fait n'en est pas une, en regard de la situation dans les autres pays. En revanche, le rapport entre les médecins et les infirmières, de 1/2, est nettement plus haut en France que dans les autres pays et pourrait signifier une pénurie réelle en infirmières, ou un moindre recours relatif à leurs services.

b) Considérations d'ordre général :

Quelques considérations d'ordre général ressortent de cette étude :

La densité médicale idéale théorique dépend de nombreux facteurs socio-économiques caractérisant un pays et de l'organisation interne du système de soins. L'impossibilité d'identifier et de mesurer l'ensemble de ces facteurs, le manque d'information et d'outils adéquats, font que cette densité est impossible à établir en pratique, sauf sous la forme d'un large intervalle.

De plus, il ne s'agit pas simplement d'un processus technique, mais aussi politique qui doit tenir compte de la réalité du terrain et dont la mise en œuvre doit être réalisée d'une manière progressive. En tant qu'exemple, même si le numerus clausus a été introduit en France en 1971 (peu après mai 1968), il a fallu attendre plusieurs années pour que les décideurs l'abaissent progressivement à partir des années 1980.

Si une densité médicale idéale pouvait être établie, celle-ci serait valable seulement à un moment donné dans le temps. Beaucoup de facteurs parmi ceux identifiés auparavant sont dynamiques (vieillissement de la population, progrès de la science, etc.), ce qui veut dire que la démographie médicale doit s'adapter et changer en permanence, en fonction des nouvelles données. Dans l'avenir cette densité sera amenée probablement à augmenter, le système de santé étant la victime de son propre succès. Les êtres humains ne sont pas des immortels et guérir ou soigner une maladie laissera la place à une autre, plus tard dans la vie, dans une société qui se médicalise par ailleurs de plus en plus.

Ceci introduit un autre élément, l'inertie du système au changement. En effet, une modification du numerus clausus nécessite environ 15 ans pour se faire sentir en termes de démographie médicale et rend compte de l'importance d'une réflexion et d'une planification correcte effectuée longtemps à l'avance.

Beaucoup de facteurs déterminant la démographie médicale sont spécifiques à chaque pays. Ainsi, la densité médicale calculée est valide et juste seulement dans le pays où elle a été estimée. Les résultats et l'expérience de ces quatre pays ne sont pas généralisables et transposables à des pays ayant un contexte socio-économique ainsi qu'un niveau de développement différent.

Une fois déterminée, par quelle méthode atteindre cette densité médicale ? Le choix n'est pas neutre entre l'augmentation du numerus clausus et le recours à des médecins étrangers. Employer des médecins étrangers serait théoriquement plus coût-efficace, car le pays qui les emploie n'a pas eu à dépenser pour leur formation scolaire et universitaire. La condition est qu'il instaure un système d'assurance qualité pour ces médecins formés à l'étranger. En même temps, les pays sources pourraient souffrir de cette fuite de cerveaux. Cependant, mettre en situation d'échec, par le biais du numerus clausus, des jeunes du pays voulant devenir médecins, pour ensuite tabler sur l'immigration, est paradoxal et non souhaitable.

Pour augmenter l'efficience de la profession médicale, de nombreuses études se sont focalisées sur la méthode de rémunération. Leur conclusion est qu'une méthode mixte fournirait les meilleures incitations aux médecins. La comparaison de ces quatre pays semble donner raison à Maynard (Maynard, 1995) qui pense qu'il est important de considérer en même temps, ensemble, la méthode de rémunération et la démographie médicale. Un système de santé avec une densité médicale faible (donc sans risques de demande induite et de traitements en excès) pourrait se permettre de proposer une méthode de rémunération à l'acte (qui fournit des incitations pour travailler plus) et pourrait constituer un système globalement efficient, du moins au Royaume-Uni.

Le secteur médical repose, encore plus que d'autres secteurs d'activité, sur le travail humain comme facteur de production. Ceci aura deux conséquences : La première est que dans les pays développés où la main d'œuvre devient de plus en plus chère, les dépenses de santé, représentées en grande partie par les salaires des professionnels de santé, augmenteront. La deuxième est que les gains en productivité, plus faibles dans le secteur médical que dans d'autres secteurs d'activité employant plus de la technologie, vont favoriser l'accroissement du nombre de professionnels de santé.

Malgré la distinction théorique que nous avons fait dans cette étude, il existe un lien évident entre démographie, productivité et « skill mix ». Si la densité médicale décroît, les médecins craindront moins de perdre leur clientèle. Par conséquent ils pourront se permettre de déléguer à des infirmières certaines tâches précises. Un cabinet de groupe tirera mieux profit de l'embauche d'une infirmière ou d'une secrétaire. Ainsi, il est probable qu'une densité médicale faible s'accompagne d'un regroupement des médecins en cabinets de groupe, employant un plus grand nombre d'infirmières. Ceci est tout l'enjeu de la transition actuelle envisagée pour la France.

En dernier, il faudrait retenir l'importance du contexte, qu'il soit socio-économique, politique, géographique ou le niveau de développement, comme facteur principal déterminant le mode d'organisation d'un système de santé et par conséquent l'activité de la profession médicale.

IV. Conclusion

Une des fonctions importantes d'un système de santé est d'assurer la quantité et la qualité des ressources nécessaires à son fonctionnement présent et futur. Dans ce cadre, les ressources humaines et en particulier la profession médicale y constituent une composante essentielle. Leur création, planification et gestion vont influencer directement la performance d'un système de santé et par conséquent la santé des populations.

Cet ouvrage de santé publique analyse la régulation et la planification de la profession médicale dans quatre pays de l'OCDE (Australie, Canada, France, Royaume-Uni). La politique des ressources humaines dépend du contexte politique et socio-économique spécifique à chaque pays. Les comparaisons internationales permettraient dans un premier temps de connaître et de comprendre les politiques mises en œuvre ailleurs, pour ensuite évaluer si certains aspects ne pourraient être adapté avec succès à un autre pays, en fonction de son contexte.

L'efficience de la profession médicale devrait être considérée dans sa globalité. Dans un souci de clarté, elle a été séparée ici en macro-efficience (ou densité médicale optimale) et en micro-efficience (une meilleure performance d'un professionnel de santé).

Les données montrent des disparités importantes entre ces quatre pays. La densité médicale varie entre 180 médecins / 100 000 habitants au Royaume-Uni et 331 médecins / 100 000 habitants en France. De même, la méthode de rémunération diffère entre le Royaume-Uni (capitation), la France (à l'acte avec barème fixé) et l'Australie (à l'acte sans barème fixé). La raison de ces différences en est le contexte historique, politique et socio-économique.

Cependant, vu le numerus clausus appliqué aujourd'hui, tous les quatre pays tendent vers une densité médicale d'environ 250 médecins / 100 000 habitants vers 2020. En ce qui concerne les méthodes de rémunération, les quatre pays réfléchissent ou ont déjà mis en place des méthodes mixtes, visant à fournir les meilleures incitations afin d'augmenter la performance des prestataires de soins.

Malgré des différences encore très perceptibles entre ces quatre pays, cette étude met en évidence les apports d'une analyse internationale pour améliorer la performance relative du système de santé français dans un contexte de ressources en main d'oeuvre médicale décroissantes.

REFERENCES

GENERALITES

ABEL-SMITH B. "Planning the medical workforce" in "An Introduction to Health Policy, Planning and Financing", Longman, 1994

ARROW K. "Uncertainty and the Welfare Economics of Medical Care" American Economic Review, Vol. 53, No 6, pp.941-73, 1963

BARNUM H, KUTZIN J "Incentives and Provider Payment Methods" Int Journal of Health Planning and Management, Vol 10, 1995

BENNETT S, DAKPALLAH G, "Carrot and stick: state mechanisms to influence private provider behaviour" Health Policy and Planning; 9(1): 1-13, 1994

BUCHAN J. BALL J. O'MAY F. "Determining skill mix in the health workforce: Guidelines for managers and health professionals" WHO, Geneva, 2000. www.who.int/health-services-delivery/

CHINITZ D, COHEN J, "Health Manpower" in "Governments and Health Systems" John Wiley & Sons, 1998

EGGER D. LIPSON D. ADAMS O. "Achieving the right balance: The role of policy-making processes in managing human resources for health problems" WHO, Geneva, 2000. www.who.int/health-services-delivery/human/index

EVANS R. "Health Manpower Policy – Leading the Horses to Water" in "The Economics of Canadian Health Care" Butterworths, Toronto, 1984

GOSDEN T, FORLAND F, "Impact of payment method on behaviour of primary care physicians: a systematic review" J Health Res Policy 2001 Jan; 6(1), 2001

GREEN A. "Planning the medical workforce" in "An Introduction to Health Planning in Developing Countries" Oxford University Press, 1999

HICKS V. ADAMS O. "The effects of economic and policy incentives on provider practice" WHO, Geneva, 2000.

KANAVOS P, McKEE M, "Macroeconomic constraints and health challenges facing European health systems" in Saltman RB, Figueras J "Critical Challenges for Health Care Reform in Europe" Open University Press, 1997.

KLEIN R. "Risks and benefits of comparative studies: notes from another shore" The Milbank Quarterly, Vol. 69, No 2, 1991

MARMOR T. "Comparing global health systems: Lessons and caveats. Weirners W (ed.) in Global Health Care Markets: A comprehensive guide to regions, trends and opportunities shaping the international health arena" Jossey-Bass, John Wiley & Sons, 2000

MOONEY G. "Key issues in Health economics" Harvester Wheatsheaf, 1994.

ROBINSON JC "Theory and practice in the design of physician payment incentives" Milbank Q, 2001; 79(2)

ROCHAIX L, JACOBZONE S, "L'hypothèse de demande induite: Un bilan économique" Economie & Prevision No 129-130, 1997

ROCHAIX L. " Performance-tied payment systems for physicians" in Saltman RB, Figueras J "Critical Challenges for Health Care Reform in Europe" Open University Press, 1997.

SANDIER S. "Le payement des médecins dans quelques pays de l'OCDE" dans OCDE Etude No 7, "Les Systèmes de santé, à la recherche de l'efficacité" OCDE, 1990.

WHARRAD H, ROBINSON J, "The global distribution of physicians and nurses" Journal of Advanced Nursing, 30(1), 1999

WORLD BANK Annual Report "Investing in Health", Washington, 1993.

WORLD HEALTH ORGANISATION "What Resources are Needed?" in World Health Report 2000 "Health Systems: Improving Performance", Geneva, 2000.

ROYAUME-UNI

BLOOR K, MAYNARD A, "Workforce productivity and incentive structures in the UK National Health Service" J Health Serv Res Policy, 6 (2), 105-113, 2001

BOURGUEIL Y, DURR U, DE POUVOURVILLE G, ROCAMORA-HOUZARD S, "La Régulation des Professions de Santé au Royaume-Uni" In "La Régulation des Professions de Santé. Etudes Monographiques" Groupe IMAGE-ENSP, 2000.

BRITISH MEDICAL ASSOCIATION "Recent developments in medical workforce planning and policy" Briefing Note No 10: February, 2000 www.bma.org.uk

DEPARTMENT OF HEALTH "Working Together. Securing a quality workforce for the NHS", 1998 www.doh.uk/pub/docs/doh/hrstrat.pdf

DEPARTMENT OF HEALTH "Making a Difference", 1999, www.doh.gov.uk/nurstrat.htm

DOWIE R, LANGMAN M "Staffing of hospitals: future needs, future provision" BMJ, 319, 1999.

DOYAL L, CAMERON A "Reshaping the NHS workforce" BMJ, 320, 2000. www.bmj.com

EUROPEAN OBSERVATORY ON HEALTH CARE SYSTEMS "HIT Country Profiles-UK 1999" www.observatory.dk

GILL P "The importance of workforce planning in the NHS in the 1990s" Health Manpower Management 22 (2), 1996.

GOLDACRE M "Planning the United Kingdom's Medical Workforce" BMJ, 316, 1998 www.bmj.com

JENKINS-CLARKE S, CARR-HILL R, "Changes, challenges and choices for the primary health care workforce: looking to the future" Journal of Advanced Nursing, 34 (6), 2001.

MAYNARD A, WALKER A, "Managing the medical workforce: time for improvements?" Health Policy 31, 1-16, 1995

MEDICAL WORKFORCE STANDING ADVISORY COMMITTEE Third Report "Planning the Medical Workforce" December 1997 www.doh.gov/medical/mwsca3.htm

PICKERSGILL A. "Planning the United Kingdom's medical workforce" BMJ, 317, 1998.

RICHARDSON G, MAYNARD A "Skill mix changes: substitution or service development?" Health Policy 45(2): 119-32, 1998

RYDE K "Planning the medical workforce" BMJ, 319, 1999.

CANADA

BOURGUEIL Y, DURR U, DE POUVOURVILLE G, ROCAMORA-HOUZARD S, "La Régulation des Professions de Santé au Québec" In "La Régulation des Professions de Santé. Etudes Monographiques" Groupe IMAGE-ENSP. Paris, 2000.

CANADIAN INSTITUTE FOR HEALTH INFORMATION   "Average Payment per Physician Report Canada 1996/97 to 1998/99", 2000

CANADIAN INSTITUTE FOR HEALTH INFORMATION "Supply, Distribution and Migration of Canadian Physicians 2000 Report" www.cihi.ca/medrls/rls1.shtml

CANADIAN INSTITUTE FOR HEALTH INFORMATION "The Providers of Care" in "Health Care in Canada –2001" www.cihi.ca

CANADIAN MEDICAL FORUM, "PHYSICIAN WORKFORCE", Task Force Report, 1999 www.cma.ca/advocacy/taskforce

HEALTH CANADA "THE NURSING STRATEGY IN CANADA", 2000 WWW.HC-SC.CA/ENGLISH/PDF/NURSING.PDF

LEATT P, WILLIAMS P, "The Health System of Canada" in "Health Care and Reform in Industrialised Countries" The Pennsylvania State University Press, 1997.

ROOS N, JANET EB, BRADLEY MA, "How many physicians does Canada need to care for our ageing population" Canadian Medical Association Journal, 158(10) 1275-1283, 1998

SULLIVAN RB, WATANABE M, "The evolution of divergences in Physician Supply Policy in Canada and in United States" JAMA, 276 (9), 1996

WATANABE M, BUSKE L, STRACHAN J, "Canadian Physician Workforce Productivity" International Workforce Conference, San Francisco, 1999

AUSTRALIE

AUSTRALIAN INSTITUTE FOR HEALTH AND WELFARE Report 2000 "Australia's Health 2000" www.aihw.gov.au

AUSTRALIAN INSTITUTE FOR HEALTH AND WELFARE Report 2000 "Medical Labour Force 1998" www.aihw.gov.au/publications/health.html

AUSTRALIAN INSTITUTE FOR HEALTH AND WELFARE / AUSTRALIAN MEDICAL WORKFORCE ADVISORY COMMITTEE Report 1998 "Medical Workforce Supply and Demand in Australia: A Discussion Paper" www.aihw.gov.au/publications/health.html

AUSTRALIAN MEDICAL WORKFORCE ADVISORY COMMITTEE Report 2000 "The General Practice Workforce in Australia" http://amwac.health.nsw.gov.au

AUSTRALIAN MEDICAL WORKFORCE ADVISORY COMMITTEE "Medical workforce planning in Australia" Australian Health Review 23(4), 8-25, 2000

AUSTRALIAN MEDICAL WORKFORCE ADVISORY COMMITTEE "Innovations in medical education to meet workforce challenges" Australian Health Review 23(4), 43-58, 2000

AUSTRALIAN MEDICAL WORKFORCE ADVISORY COMMITTEE "Toward gender balance in the Australian medical workforce: some planning implications" Australian Health Review 23(4), 27-41, 2000

COMMONWEALTH DEPARTMENT OF HEALTH AND AGED CARE, Report 2001 "The Australian Medical Workforce" www.health.gov.au/workforce

DUCKETT S, "The Australian health workforce: facts and futures" Australian Health Review 23(4), 60-77, 2000

HARDING J, CONN W "Workforce productivity in the Australian medical workforce" Paper presented at the Fourth International Medical Workforce Conference, San Francisco, 1999

HORVATH J, GAVEL P, HARDING J, "Micro Planning of the Australian Medical Workforce" Paper presented to the third International Physician Workforce Conference, Cambridge, 1998

SCOTTON R, MOONEY G, "Economics and Australian Health Policy" Allen &Unwin, 1999

FRANCE

C.R.E.D.E.S. "Démographie médicale. Peut-on évaluer les besoins en médecins?" Actes du séminaire du 11 octobre 2000, www.credes.fr

D.R.E.E.S. Etudes et Résultats, mars 2002 "La démographie médicale à l'horizon 2020" www.sante.gouv.fr/drees

D.R.E.E.S. Etudes et Résultats, novembre 2001 "Les disparités de revenues et de charges des médecins libéraux",

D.R.E.E.S. Etudes et Résultats, novembre 2000 "L'évolution du revenu libéral des médecins en 1998"

D.R.E.E.S. Etudes et Résultats, mai 2001 "Le temps de travail des médecins: l'impact des évolutions socio-démographiques"

DURIEZ M, LANCRY P-J, LEQUET-SLAMA D, SANDIER S, "Le système de santé en France" Que sais-je? PUF, 1999

IMAI Y, JACOBZONE S, LENAIN P, "The changing health system in France" Working Paper no. 269, OECD, 2000

MINISTERE DE L'EMPLOI ET DE LA SOLIDARITE. "Rapport Sur La Démographie Médicale" Direction Générale de la Santé, juin 2001

MINISTERE DE L'EMPLOI ET DE LA SOLIDARITE. "Propositions sur les options à prendre en matière de démographie médicale" Rapport du Pr. Nicolas, juin 2001 www.sante.gouv.fr

MINISTERE DE LA SANTE ET DE LA FAMILLE Mission "Démographie des professions de santé" (Rapport Berland) www.sante.gouv.fr/htm/actu/index.htm

U.R.C.A.M. "La médecine de ville, répartition géographique à venir: un enjeu de santé" septembre 2000 www.urcam-poitou-charentes.fr

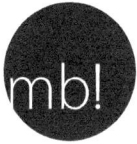

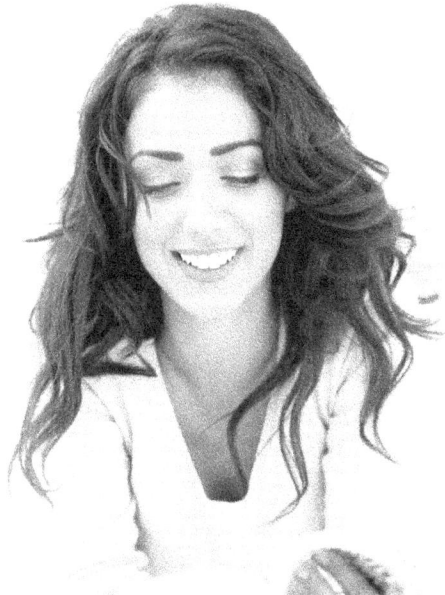

www.ingramcontent.com/pod-product-compliance
Lightning Source LLC
Chambersburg PA
CBHW021607210326
41599CB00010B/640